最新健康科学概論

緒方正名
監修

前橋　明

大森豊緑
編著

朝倉書店

監修者

緒方正名　岡山大学名誉教授

編著者

前橋　明　早稲田大学人間科学学術院・教授
大森豊緑　和歌山県福祉保健部健康局・局長

執筆者（五十音順）

浅川和美　茨城県立医療大学保健医療学部・助教授
岩城淳子　白鴎大学発達科学部・教授
岡本美紀　長崎国際大学健康管理学部・講師
奥富庸一　筑波大学大学院体育研究科・準研究員
熊谷賢哉　長崎国際大学健康管理学部・講師
黒田育代　長崎国際大学健康管理学部・講師
小山洋子　ノートルダム清心女子大学人間生活学部・講師
佐野祥平　鶴見大学歯学部・助手
髙橋ひとみ　桃山学院大学法学部・教授
田中　光　洗足学園短期大学幼児教育保育科・講師
坪内伸司　大阪府立大学総合教育研究機構・講師
中永征太郎　ノートルダム清心女子大学人間生活学部・教授
古澤潤一　岡山医療技術専門学校作業療法学科・学科長
星　　永　埼玉県立大学保健医療福祉学部・教授
水江文香　長崎国際大学健康管理学部・講師
三宅孝昭　大阪府立大学総合教育研究機構・講師
本保恭子　ノートルダム清心女子大学人間生活学部・助教授

序

　私が「健康科学概論」を朝倉書店から発刊したのは，平成3年のことで，当時まで私はスポーツ疲労，労働疲労の研究を40年間続けておりました．この度，朝倉書店のご好意によって志を同じくする同門の前橋明先生，大森豊緑先生の編著により内容を一新して刊行されることになりました．20世紀に進歩の著しい自然科学は，我々の生活を豊かにしてくれました．21世紀には，科学が人の健康と生活を重要視するようになり，それにともなって健康を扱う各部門の専門家の裾野が著しく広がりました．そして，健康科学は私達の生活，そして幸福を築くための大切な部門となりつつあります．

　本書の内容：　今世紀の「科学的な健康づくり」の時代に応えて，健康の意義と健康づくりの方法を中心に記述しております．内容として，① 栄養・食生活，② 身体活動と運動・体育，③ 休養の各項目について，さらに健康管理システムを取り上げ，系統的に記述しています．

　本書の特長：　① 長寿社会において高齢者に適した体力づくり，成人期からの生活習慣病対策を含む健康づくり，さらにわが国の将来からこれを背負う幼児期，学童期の体力づくり等，健康づくりを年齢別の系で述べた点です．また，② レクリエーションや歯科保健等，目的別の系についても配慮がなされています．

　高齢者，障害者の健康と健康づくり：　若年者のみならず，高齢者でも，多少の機能障害を伴う人でも，科学の力で環境に適応でき生活の質（QOL）を向上する努力がなされております．そして，形態・機能障害を中心とする疾病に対する健康の概念に現実的対応が必要となりました．「健康とは，肉体的，精神的，社会的に良好な状態」と示した世界保健機関（WHO憲章）の定義は，健康のあり方を理念として示しています．また，人は，肉体的，精神的，社会的な存在であることも示唆しています．狭義の健康として「明らかな疾病が認められず，性，年齢，社会・自然環境を考慮して一般に認められている健康の基準にあてはまる状態，身体の諸臓器が正常に動き，互いに均衡を保った状態」（WHO専門家会議）と定義されているのは，生体の内環境が正常に機能していることを示すものと思われます．一方，機能を中心とし，健康な生活

という概念では，広義による健康として「与えられた遺伝的・社会的条件の下で，身体機能が正しく動いている状況」とされております．それは，家庭・社会への生活活動度が保たれ，家庭・社会への参加が可能なことが主体であり，生活を重要因子としています．近年の健康寿命という言葉も健康・障害レベルを重み付けした生存年齢で，身の回りの世話ができる生活に基づくものです．外環境に適応した人を健康とする考え（R. Dubos）は，この点を含んだものと考えられます．憲法第25条に国民が健康で文化的な最低限度の生活を享受する権利を有するとあるのは，健康とそれに基づく生活が私達の生存にとって必要な因子であることを示すものと思います．私は，健康とは人の状態を生理的に見て正常な範囲の中に保つものであって，健康な生活とは，健康な人と同じような生活活動ができることを意味すると考えております．そして，現在は健康と共に人の機能としての正常な生活が重視されます．

高齢者が年々増加しているわが国では，高齢になっても日常生活機能を保つことが必要です．それには，「使い不足・使い過ぎ・間違い」をおこさない「廃用性・過用性・誤用性症候群」をつくらないという，生活手段をもたせるための心遣いが必要です．

予防医学からみた健康：　予防の段階別に以下に述べます．① 予防医学の一次予防にあたる健康増進が本書の中心をなしております．② 二次予防にあたる早期発見，早期治療は，個人・集団共にその行動を中心にするべきです．③ 三次予防では治療，リハビリテーションが必要になります．本書では，リハビリテーション部門を加えています．欧米の三次予防では，医師を中心に患者の症状悪化，合併症，再発の予防が含まれます．予防医学が一般化し裾野が広がりつつある現在，健康科学も対応して独立化と統合化の下で発展すると思われます．

現在社会のなかでの私達の健康への関心：　1万年の間，保持してきた身体を大切に保っていくことは，私達の使命だと思います．自然から与えられた人間としての積極的な運動は，健康増進の重要な要素です．現在の，競争社会の中で，健康を考えながら，仕事をすること，そして規則正しい毎日の生活を持続するためには忍耐力が必要です．実行を中心とするという観点からいえば，① 一次予防の健康教育ではこれらの事を教えることが必要と考えます．② 二次予防では健康を保つことは，勇気と持続力を必要とします．例えば，がんの

検診を受ける意志を決めるのに悩まない人は少ないと思います．それは，自分自身のことだけでなく，自分のおかれた状態，すなわち現在の仕事のこと，そして家族のことを心配するからでしょう．これを乗り切るのは，医療技術を信頼し，健康診断を受けることを決断する勇気が要ります．③三次予防では，欧米のような現状の改善，例えば，糖尿病の栄養・臨床に関わる医師が，糖尿病患者に対し栄養改善の他，耐糖性の改善を含む運動療法の指導をすることが含まれます．また，身体の機能，構造に障害をもたれた方の活動制限を減少させ，家庭・社会生活への参加制約をなくするリハビリテーションが含まれ，この分野は，今後の発展が期待されます．

公衆衛生行政の健康への貢献： 昭和57年に老人保健法が公布され，二次予防である早期発見，早期治療が行われるようになり，成果をあげてきました．一方，生活習慣病予防は，原因となる生活習慣を整える，すなわち，健康を保つことに努力することでは，一次予防に属するものです．とくに健康増進法の施行による受動喫煙の防止は行政の個々の自助努力に対する援助で成功しつつある一例です．以上をまとめれば，予防，医療，リハビリテーション，そして社会の関与としての公衆衛生活動も，目的は，健康です．それは知識のみでなく，意志決定，そして実行という一連の鎖の中にあります．

本書の目指すもの： 多くの人は，健康という言葉は，自己そのものと直接関係するものであると知っています．にもかかわらず，私たちの肉体や精神をよい状態に保つ努力は，日常生活の忙しさの内に忘れがちであり，病気をしてその有難さを知ります．本書ではどのような方法を使えば個人の年齢や状況に応じての「健康」を保持増進できるかについて，栄養，運動，休養を中心として科学的に記述することに努めました．

以上のような趣旨のもとに，本書がわが国の将来の健康科学を背負う，若さと学識にあふれた諸氏によって執筆されたことを素晴らしく，心から嬉しく思います．本書が，大学，専門学校等において，健康科学を学ぶ方々の教科書としてのみならず，健康に関心をもたれている方々の参考書としてご使用頂ければ，健康の問題に半世紀にわたり携わってきた私の，心からの喜びとするところであります．

2005年10月

監修者　緒方正名

目　　　次

1. 健康とは ……………………………………（大森豊緑）… 1
- 1.1 健康の定義 …………………………………………………… 1
- 1.2 健康と体力，フィットネス ………………………………… 2
- 1.3 生活の質（QOL）と健康 …………………………………… 2
- 1.4 生活機能と健康 ……………………………………………… 3
- 1.5 プライマリ・ヘルスケア …………………………………… 4
- 1.6 ヘルスプロモーションの概念 ……………………………… 4
- 1.7 健康の指標 …………………………………………………… 5
  - 1.7.1 個人の指標　5
  - 1.7.2 集団の指標　5
- 1.8 わが国の健康の現状と課題 ………………………………… 6

2. 健康の概念 …………………………………………………… 8
- 2.1 健康の意識 ……………………………………（高橋ひとみ）… 8
  - 2.1.1 健康観とその変遷　8
  - 2.1.2 ライフサイクルと健康　9
  - 2.1.3 ライフスタイルと健康　10
- 2.2 健康と運動・体力 ……………………………（前橋　明）…13
  - 2.2.1 健康と運動　13
  - 2.2.2 健康とライフステージ　15
  - 2.2.3 健康と体力　16
- 2.3 健康と栄養 ……………………………………（岡本美紀）…18
  - 2.3.1 健康と栄養　18
  - 2.3.2 生活習慣病と栄養　20
  - 2.3.3 食事摂取基準　20
- 2.4 健康と休養 …………………………………（中永征太郎）…23

2.5　健康阻害要因 …………………………………………（浅川和美）…26
　　2.5.1　飲酒　26
　　2.5.2　喫煙：タバコの煙に含まれる有害物質とその作用　28

3.　運 動 と 健 康 …………………………………………………………**34**
3.1　運動・スポーツの現状 ……………………………（三宅孝昭）…34
　　3.1.1　実施状況　34
　　3.1.2　施設　37
　　3.1.3　行政施策　37
3.2　発達と運動（乳幼児期〜高齢期） ………………………………39
　　3.2.1　運動の発現メカニズム　　（田中　光）39
　　3.2.2　乳幼児期の運動　　（田中　光）41
　　3.2.3　幼少年期の運動　　（田中　光）45
　　3.2.4　青年期の運動　（高橋ひとみ）47
　　3.2.5　壮年期・熟年期の運動　（高橋ひとみ）50
　　3.2.6　高齢期の運動　（高橋ひとみ）52
3.3　体育, スポーツ, レクリエーションの意義 …………（前橋　明）…55
　　3.3.1　体育とは　56
　　3.3.2　スポーツとは　57
　　3.3.3　レクリエーションとは　59
3.4　トレーニング理論と運動処方 ……………………（田中　光）…60
　　3.4.1　トレーニングの五大原則　60
　　3.4.2　運動処方　61
　　3.4.3　超回復　62
　　3.4.4　シェイプアップ　63
3.5　運動と疲労 …………………………………………（前橋　明）…64
　　3.5.1　疲労とは　64
　　3.5.2　疲労の原因　64
　　3.5.3　スポーツや運動に現れる疲労　65
　　3.5.4　疲労の検査　68
　　3.5.5　運動と過労　73
　　3.5.6　疲労の予防と回復　73

3.5.7 疲労対策　74

4. 食生活と健康 ……………………………………………………………………76
4.1 食生活の現状 ………………………………………（黒田育代）…76
4.2 日本人の食事摂取基準,食生活指針 ………………（水江文香）…79
4.2.1 生活の質の向上と栄養　79
4.2.2 食生活指針　79
4.2.3 食生活の未来　81
4.3 身体活動とエネルギー代謝 …………………………………………82
4.3.1 運動と栄養　（熊谷賢哉）82
4.3.2 からだづくりと栄養　（熊谷賢哉・黒田育代）85
4.3.3 栄養とエネルギー代謝　（坪内伸司）92
4.4 スポーツ栄養とサプリメント ………………………（中永征太郎）…94
4.4.1 スポーツ用サプリメントの分類　97
4.4.2 サプリメントのスポーツにおける効能　98
4.4.3 サプリメントの過剰摂取による障害への配慮　98
4.4.4 サプリメントの望ましい利用法　99

5. 休養と健康 ………………………………………………………………102
5.1 睡眠と生活リズム ……………………………………（中永征太郎）…102
5.1.1 睡眠と覚醒リズム　102
5.1.2 大人の生活リズムの乱れと睡眠障害　103
5.2 ストレスと健康 ………………………………………（奥富庸一）…105
5.2.1 ストレスとは　105
5.2.2 ストレスに対する反応と対処行動　105
5.2.3 ストレスをためやすい特性　107
5.2.4 ストレスマネジメント　107

6. ライフステージと健康管理 …………………………………………110
6.1 乳幼児期 ………………………………………………（前橋　明）…110
6.1.1 遅い就寝　110
6.1.2 生活リズムの乱れ　111

6.1.3　体温異常　112
　　　6.1.4　生活リズム改善への提案　113
　　　6.1.5　生命力の低下　116
　6.2　児童期 ……………………………………………………（岩城淳子）… 117
　　　6.2.1　統計からみる社会と子ども　118
　　　6.2.2　子どもの健康課題と学校保健　119
　6.3　青年期（大学生の健康）………………………………（星　　永）… 122
　6.4　成人期 ……………………………………………………（小山洋子）… 125
　　　6.4.1　青年期（20〜29歳）　126
　　　6.4.2　壮年期（30〜49歳）　127
　　　6.4.3　熟年期（50〜64歳）　131
　6.5　高齢期 ……………………………………………………（小山洋子）… 132
　　　6.5.1　生体の加齢変化　133
　　　6.5.2　高齢期の疾患　134

7．保健行動と健康管理システム………………………………………… 137
　7.1　保健行動 …………………………………………………（奥富庸一）… 137
　　　7.1.1　保健行動とは　137
　　　7.1.2　保健行動のモデル　138
　7.2　健康支援施策 ……………………………………………（奥富庸一）… 141
　　　7.2.1　ヘルスプロモーション　141
　　　7.2.2　わが国における健康増進施策　142
　　　7.2.3　母子保健施策　143
　　　7.2.4　老人保健施策　145
　　　7.2.5　これからの健康支援　145
　7.3　健康管理システム ………………………………………（大森豊緑）… 146
　　　7.3.1　健康管理のための諸条件　146
　　　7.3.2　健康管理の方法　148
　　　7.3.3　健康管理の実際　150
　　　7.3.4　疾病管理　155

8．社会生活と健康 ………………………………………………………… 162

8.1 職業・作業活動と健康 ……………………………（古澤潤一）…162
　8.1.1 作業活動と健康　162
　8.1.2 生活環境　166
8.2 住環境と健康 ………………………………………（浅川和美）…169
　8.2.1 内的環境と外的環境　169
　8.2.2 環境の分類と要素　170
　8.2.3 住環境　170
8.3 歯と口の健康 ………………………………………（佐野洋平）…173
　8.3.1 歯と口の発育成長　173
　8.3.2 歯と口の主な機能　175
　8.3.3 ライフステージ別に見た歯と口の健康　176
8.4 子育て支援法 ………………………………………（前橋　明）…180
　8.4.1 子育て支援の基本　181
　8.4.2 育児支援者の心構え　182
　8.4.3 疲労度の高い母親に対する具体的な支援　186
　8.4.4 育児支援の具体的な活動内容例および留意点　187
8.5 障害児と健康 ………………………………………（本保恭子）…188
　8.5.1 生活リズム　189
　8.5.2 鍛錬と運動　190
　8.5.3 食事　190
　8.5.4 健康に配慮した環境の整備　191
8.6 障害者と健康 ……………………………………………………192
　8.6.1 健康の視点からみたリハビリテーション　（古澤潤一）192
　8.6.2 障害者スポーツ　（本保恭子）196

索　　引 ……………………………………………………………201

1. 健康とは

1.1 健康の定義

　健康の定義について最も広く知られているのは，WHO（世界保健機関）憲章の前文に示されているもので，「健康とは，身体的，精神的および社会的に完全に良好な状態であって，単に疾病がないとか虚弱でないというだけではない」と定義されている．

　このWHOの定義は，健康を単に病気でないというだけでなく，完全に良好な状態（well-being）としたこと，そして，社会的な側面まで含めていることから，理想的な健康像を示したものといえよう．また，同前文には，「到達しうる最高水準の健康を享受することは，すべての人の基本的権利の一つである」とも述べられている．

　一方，人の健康は，人体-環境の恒常性の上に成り立っているとの考え方から，R.デュボスは，「健康とは環境へ適応した状態であり，それを得るためには変化し続ける環境へのたゆまざる適応努力がいる」[1])と述べている．この定義は，健康を環境への適応関係として相対的に捉えるとともに，絶えず変化するものとみなしている．高齢化の進展に伴い，疾病や障害をもつ者が増加する中で，より現実に即した考え方である．

　また，自らの健康状態について尋ねられると，多くの人はたとえ病気や障害をもっていても，「健康である」と答える．つまり，理想的な健康状態とはいえなくとも，各個人の価値観で自らの健康状態を受容し，生きがいをもって生

活しているわけである．小泉は，これを「主観的健康」[2]と呼び，健康には客観的なものと主観的なものがあるとしている．

1.2 健康と体力，フィットネス

健康に関連する概念として，わが国では「体力」という語がある．福田によると，体力とは「人間の生存と活動の基礎をなす身体的および精神的能力」[4]と定義されている．体力には，行動体力と防衛体力とがある．防衛体力とは，環境の変化への適応能力，疾病や病原体に対する身体的および精神的な抵抗力であり，健康の基礎をなすものである．一方，行動体力は，活動を行う能力（狭義の体力）であり，この能力が高い者ほど，活動的で，健康的であることが推測される．また，行動体力は，体力テストや運動能力テスト等により，その一部は測定可能である．

一方，欧米では，「フィットネス（fitness）」という語が広く使われている．フィットネスとは，一般に「生理的および心理的・社会的ストレッサーをうまく調整することにより，恒常性を維持し，環境に適応する能力」とされている．フィットネスは，前述した体力に近い概念であるが，最近では環境への適応能力というだけでなく，健康的な生活習慣，食生活・運動実践などを含む健康・体力づくりを指す言葉として用いられるようになってきた[4]．

また，フィットネスを発展させた「ウェルネス（wellness）」という概念があるが，このウェルネスは，より高い健康を実現するための，健康的なライフスタイル（生活習慣）の実践活動をいう．ウェルネス運動の創始者とされるH. ダンは，「ウェルネスとは，各個人がおかれている状況の中で，個人のもつ潜在的な能力を可能なかぎり，最大限に引き出すことを目的とした総合的な働きかけ」[5]としている．

1.3 生活の質（QOL）と健康

医学や健康科学の進歩などにより，平均寿命が長くなった今日，健康を単なる人生の長さ（生命の量）だけでなく，その質（QOL：quality of life）で捉

えようとする考え方に関心が高まっている．

WHO は，「QOL とは，個人が生活する文化や価値観の中で，目標や期待，基準および関心にかかわる自己の人生の状況についての認識」[6] と定義している．

QOL は，わが国では生命の質，あるいは生活の質と訳されているが，その意味するところは，健康を主観的および客観的に，また身体面，精神面，社会面からトータル（全人的）に捉えようとするものである．

1.4 生活機能と健康

WHO は，2001 年に「国際生活機能分類」（ICF）[7] を策定した（図 1.1）．ICF は，国際障害分類（1980）を改定したものであるが，人間の能力を「生活機能（functioning）」という観点から捉え，それが制限された状態を障害と位置づけている点で画期的なものである．

ICF では，人が生きることを，「心身機能・構造(body function and structure)」「活動（activity）」「参加（participation）」の 3 つのレベルで構成される生活機能として総合的に捉えている．そして，生活機能は，これら 3 つのレベル間の相互作用，および，これらと健康状態や環境因子，個人因子との相互作用によって規定されている．ここで，個人因子には，性，年齢，ライフスタイル，価値観などが含まれ，環境因子には物的環境のほか，人的環境，制度的

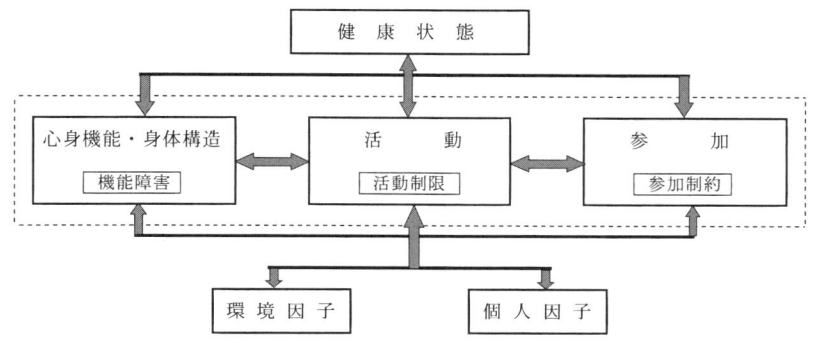

図 1.1　ICF の生活機能モデル（WHO）

環境，社会的意識などが含まれる．

一方，生活機能の3つのレベルが低下した状態が障害（disability）とされ，それぞれ「機能障害（impairment）」「活動制限（activity limitation）」「参加制約（participation limitation）」としている．

こうしたICFの概念に基づくと，リハビリテーションは，単なる機能回復訓練ではなく，潜在能力を最大限に発揮させ，日常生活の活動を高め，家庭や社会への参加を可能にし，その自立を促すものとして広く捉えられる．

1.5 プライマリ・ヘルスケア

WHOは，住民参加による新たな保健医療戦略として，「プライマリ・ヘルスケア」を提唱した．そして，1978年のアルマ・アタ宣言の中で，「プライマリ・ヘルスケアとは，自助と自己決定の精神に則り，地域社会および国が開発水準に応じて負担可能な費用を賄え，地域社会の個人または家族の十分な参加を通じて，科学的に適正かつ社会的に受け入れられる手法と技術に基づいて実施される必須の保健医療である」[8]と定義した．

この考え方は，とくに発展途上国における包括的な保健医療の推進にあたっての基本理念となっており，これに基づきWHOは「すべての人々に健康を（Health for All, HFA）」戦略[9]を進めている．

1.6 ヘルスプロモーションの概念

健康を維持・増進するための予防活動について，わが国では健康づくり，あるいは健康増進という語が使われるが，欧米では「ヘルスプロモーション（health promotion）」という考え方が取り入れられている．

ヘルスプロモーションの概念として最も広く知られているものは，WHOが1986年のオタワ憲章で，「ヘルスプロモーションとは，人々が自らの健康をコントロールし，改善できるようにするプロセスである」[10]と定義したものである．また，同憲章では，「健康は身体的能力であると同時に，社会的並びに個人的資源である」ことが強調されている．

L.W. グリーンは,「ヘルスプロモーションとは, 健康教育に加えて, 健康を促す個人, グループ, 地域の行動を組織・経済・環境面から支援するものである」と定義し, これを実践するための「プリシード・プロシードモデル」を提唱した[11]. つまり, ヘルスプロモーションは, 個人による生活習慣の改善のみならず, 健康政策を通じて個人を取り巻く環境に対しても積極的に働きかけ, それを支援しようとするものと言えよう.

1.7　健康の指標

1.7.1　個人の指標

　個人の健康の指標として, 自覚症状, 疾病の有無, 既往歴, 体格（身長・体重）, 各種検査データ等が挙げられる. 精神的な健康の指標については, ストレステストのような調査票が, 各種開発されている. さらに, QOLや生活機能なども指標として考えられる.

1.7.2　集団の指標

　集団の健康の指標として, WHOは, 死亡率, 乳児死亡率, 平均寿命, PMI（50歳以上の死亡割合）の4つを挙げている. このほか, 罹患率, 有病率, 受療率（医療機関で治療を受けている患者数）, 有訴者率などが考えられる（表1.1）.

　また, 近年, 平均寿命の延伸に伴い, 生命・生活の質（QOL）が問われるようになったことから,「健康寿命」という概念が新たな指標として加わった. 健康寿命とは, 活動的平均余命ともいわれ, 一般に寿命全体のうち自立して生活できる期間, つまり「寿命からあるレベル以上の疾病や障害の期間を差し引いた期間」のことである. また健康日本21（後述）では,「痴呆や寝たきりにならない状態での生存期間」と定義されており, この健康寿命の延伸が目標の一つとして掲げられている.

表 1.1 主な健康指標

指 標	定 義	備 考
*(粗)死亡率	一定期間（通常1年間）の死亡者数の単位人口（通常人口千対）に対する割合 [（年間死亡数/人口）×1000]	年齢構成の異なる集団間の比較ができない．
年齢調整死亡率	集団の年齢構成を基準となる人口集団（基準人口）のものに補正した場合の死亡率	年齢構成の異なる集団間の比較ができる．
*PMI （PMR）	全死亡に占める50歳以上の死亡の割合 [（50歳以上の死亡数/全死亡数）×100]	年齢別死亡数がわかれば求められるので，各国間の比較が容易である．
*平均余命 （平均寿命）	x歳ちょうどの者のその後の生存年数の期待値（とくに0歳の平均余命を平均寿命という）	その集団の総合的な健康水準の指標となる．
罹患率	一定の期間内に新たに発生した患者数の単位人口（通常人口10万対）に対する割合 [（ある期間の新患者発生数/人口）×100000]	疾病の発生状況を直接表す．感染症，食中毒統計などに用いられる．
有病率	ある期間（時点）における疾病を有する者の単位人口（通常人口10万対）に対する割合 [（ある時期の罹病者数/人口）×100000]	有病率＝罹患率×罹病期間の関係がある．
受療率	調査日に医療機関で受療した患者数の調査時点の人口10万に対する割合 [（調査日に受療した患者数/人口）×100000]	患者調査などに用いられる．

*WHOの総合健康指標

1.8 わが国の健康の現状と課題

　わが国の健康水準は，近年，大きく向上しており，総合的指標とされる平均寿命でみると，2004（平成16）年の平均寿命は男性78.6年，女性85.6年と，男女とも世界有数の長寿国となっている．また，WHOが2002年に発表した健康寿命でみても，男性72.3年，女性77.7年と，世界で最も長い．

　一方，生活様式の変化や高齢化の進展に伴い，疾病構造が変化しており，死亡でみると，かつての結核のような感染症によるものは激減し，がんや心疾患，糖尿病などの生活習慣病によるものが増加している．2004（平成16）年人口動態統計では，がん（31.1％），心疾患（15.5％），脳血管疾患（12.5％）の順になっており，これら三大死因が全体の約6割を占めている．

患者調査（2002）[13]による疾病別の受療率をみると，入院では「精神および行動の障害」「循環器系の疾患」「悪性新生物（がん）」が，外来では「消化器系の疾患」「循環器系の疾患」「筋骨格系の疾患」「呼吸系の疾患」が高い．

以上のように，わが国では，生活習慣病をはじめとする慢性疾患が健康問題の主体となっており，健康で生きがいのある長寿社会の実現に向け，これらの克服が課題となっている．

【文　　献】

1) Dubos, R.：*Mirage of Health*, Harper & Brothers Publishers, 1959.
2) 小泉　明：健康概念に係わる理論的研究（昭和60年度科学研究費補助金報告書），1986.
3) 福田邦三：体育学通論，大明堂，1949.
4) 米国：体力とスポーツに関する大統領委員会報告書，1968.
5) Dunn, H.L.：*High level wellness*, Beatty Press, 1961.
6) WHO：Quality of Life Assesment Instrument （WHO QOL），1994.
7) WHO：International Classification of Functioning, Disability and Health, 2001.
8) WHO：Declaration of Alma-Ata, International Conferance on Primary Health Care, USSR, 1978.
9) WHO：Health for All in the 21st Century, 2000.
10) WHO：Ottawa Charter for Health Promotion, 1986.
11) Green, L.W. and Kreuter, M.W.：*Health Promotion Planning*, McGraw-Hill, 1991.
12) 厚生労働省：人口動態統計，2004.
13) 厚生労働省：患者調査，2002.

2. 健康の概念

2.1 健康の意識

2.1.1 健康観とその変遷

　健康についての考え方は，時代や民族によって異なり，また，文化的・社会的変化や科学的進歩に伴って変遷してきた．

　健康の語源をみると，まず，日本語では「健やか」がこれにあたり，「すくすくと伸びる」，すなわち，生成発展を示すものであった．英語では「health」で，疾病を治した状態を示している．さらに，中国語では「健」＝「鍵」で，堅固・安全という意味をもっている．このように，健康が意味するものは国によって異なり，統一的なものではなかった．

　1948年，WHOは，「健康とは，身体的，精神的および社会的に完全に良好な状態であって，単に疾病がないとか虚弱でないというだけではない」との定義を提唱して以来，世界共通の健康認識をもつに至った．このWHOの健康定義が提唱されるまでは，健康の「肉体的」「精神的」な面にしか言及していなかったが，これ以降，健康は社会的な問題でもあることが認識されるようになった．すなわち，心身二元論的健康観に社会的要因を加えたという点において理想的な健康像を示すに至り，画期的な提言であった．また，「well-being＝良好な状態」と記すことで，単なる「病気にかかっていない状態」ではなく，価値的な言葉により積極的概念をもたせた．さらに，「到達しうる最高度の健康」状態を目指し，基本的人権の一つとして健康を捉えるといった考え方

は，日本国憲法にも影響を与え，「すべて，国民は健康で文化的な最低限度の生活を営む権利を有する」（第 25 条）と謳われている．その後，WHO の健康観は，長期にわたり人々に受け入れられてきた．

　しかし，WHO の健康観では，高齢者や障害を有する人は，最初から不健康の範疇に入ってしまう．WHO の健康観が発布されて約半世紀を経た今日，長寿社会を迎えるに至り，人口の多くを占める高齢者や障害を有する人たちの健康の意義を明らかにすることが求められるようになった．高齢者や障害を有する人も，個別の状態に応じた健康があると考えられるからである．すなわち，先天的・後天的に与えられた条件の中で可能なかぎり良好な状態と環境を作ることを目指した生き方をするのが健康の理想であるという考え方である．この考え方をさらに推し進め，健康を統合された状態として捉えた「全人的（ホリスティック）な健康」の概念も，近年みられるようになった．

2.1.2 ライフサイクルと健康

　日本人の平均寿命は，明治期・大正期は低い水準にあったが，昭和期に入って延びはじめた．第 6 回生命表（1935 年・1936 年）では，男性 46.92 年，女性 49.63 年で，男女とも 50 年以下であったが，戦後初調査の第 8 回生命表（1947 年）では，男女ともに 50 年を越えた．「戦後の平均寿命の推移」[1] をみると，1950 年には女性が 61.5 年，男性は 1 年遅れて 1951 年に 60.8 年となり，平均寿命は 60 年を超えた．その後も，平均寿命は上昇傾向を示しており，女性では，1960 年に 70 年を，1984 年には 80 年を超え．2004 年の平均寿命は，男性が 78.6 年，女性が 85.6 年となっている．

　人生 80 年といわれる現代社会においては，老年期を迎えてからの人生が長くなる．就業者が定年を迎える年代にあたる「52 〜 56 歳」では，「家族成長後期」の世帯が男性 40.6 ％，女性 81.3 ％と高い割合を占めている[2]（図 2.1）．以後，仕事からも子育てからも解放された長い「第二の人生」を送ることになる．この期を「第二の現役期」と位置づけ，漫然と「生きのびる」のではなく，健康で生きがいのある，いきいきとしたものにすることが望まれている．

　寿命の延びによる生涯自由時間の増加に加え，1 日の自由時間，1 週間単位での自由時間も増加している．家庭婦人の場合，電気製品の普及による家事の

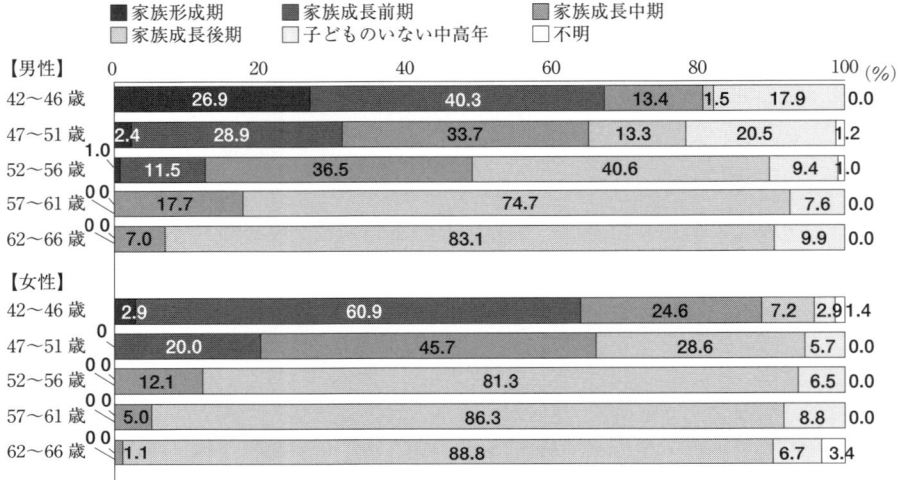

図 2.1 ライフステージ（性・年代別）
（第一生命経済研究所：ライフデザイン白書 2004-05, 2003）

省力化，核家族化や少子化による家族数の減少などがその背景にある．また，就業者にとっても，職場での機械化・自動化，週休二日制，年間労働時間の短縮などにより，自由時間が増加している．

そこで，増大する自由時間を主体的に有効活用し，生きがい・健康づくりに繋げることが望まれる．自由時間の有意義な過ごし方は，「第2の現役期」を決定すると言っても過言ではない．「高齢期の生活に備えての準備」[2]をみると，「52歳〜56歳」以降の年代では，男女とも「体力の増進や健康の維持」が他の項目に比して高い割合を示している（表2.1）．しかし，「52歳〜56歳」未満の年代では，男女とも「とくに準備をしていない」が3分の1を占めており，懸念されるところである．壮年期までは，「健康や体力」を自覚することはあまりなく，その価値に気づかないのであろうが，50歳代を過ぎると体力の衰えを自覚し，身体的機能も低下して病気にも罹りやすくなる．

2.1.3 ライフスタイルと健康

日本人の主要死因別死亡率の年次推移[2]をみると，1950年までは，結核，脳血管疾患，悪性新生物が上位3位を占めていた（図2.2）．1951年以降は，

2.1 健康の意識

表 2.1 高齢期の生活に備えての準備（性・年齢区分別） 〈複数回答, %〉

		財産形成	民間の個人年金への加入	民間の介護保険への加入	住居の確保	専門的な技術や技能の習得	趣味をもつこと	体力の維持や健康の増進	地域における友人や仲間づくり	家族関係の充実	特に準備していない
男性	42～46歳	29.9	32.8	4.5	22.4	7.5	22.4	25.4	4.5	3.0	32.8
	47～51歳	24.1	21.7	3.6	7.2	3.6	19.3	19.3	7.2	9.6	36.1
	52～56歳	24.0	20.8	4.2	18.8	4.2	19.8	37.5	8.3	13.5	25.0
	57～61歳	21.5	10.1	10.1	22.8	5.1	25.3	38.0	13.9	31.6	27.8
	62～66歳	15.5	14.1	7.0	16.9	2.8	32.4	52.1	23.9	25.4	25.4
女性	42～46歳	18.8	31.9	4.3	20.3	1.4	17.4	30.4	20.3	13.0	34.8
	47～51歳	27.1	25.7	1.4	14.3	0.0	21.4	24.3	21.4	12.9	34.3
	52～56歳	27.1	28.0	2.8	26.2	1.9	28.0	45.8	21.5	19.6	19.6
	57～61歳	17.5	17.5	6.3	18.8	1.3	27.5	43.8	21.3	18.8	26.3
	62～66歳	20.2	23.6	11.2	20.2	1.1	39.3	59.6	29.2	30.3	14.6

（第一生命経済研究所：ライフデザイン白書 2004-05 年, 2003）

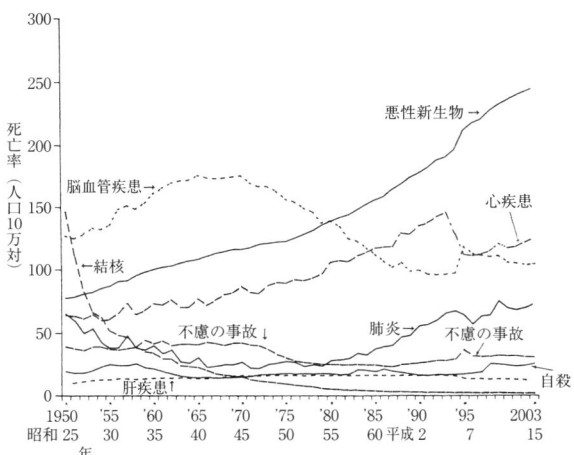

注：平成 6 年までの死亡率は旧分類によるものである．

図 2.2 主要死因別にみた死亡率（人口別 10 万対）の推移
（統計厚生協会：国民衛生の動向 (9), 2004）

結核による死亡が減少し，代わって，脳血管疾患，悪性新生物（がん），心疾患が上位 3 位を占めるようになった．さらに，1981 年からは，がんが死因の第 1 位となり，現在に至るまで継続して増加の一途をたどっている．また，

1985 年以降，脳血管疾患に代わって心疾患が死因の第 2 位となった．

　主要死因別死亡率の年次推移は，日本人の疾病構造が感染症から生活習慣病に変化したことを示すものである．医学・医療の進歩や生活水準の向上などに伴って，感染症は減少し，代わって，生活習慣病が増加してきた．

　がん，心疾患，脳血管疾患などは，加齢に起因する疾患であるとの考えから「成人病」と呼ばれていたが，近年，個人の日常生活行動や健康習慣に起因することが疫学的な研究によって立証され，「生活習慣病」と呼ばれるようになった．生活習慣病という概念は，早期発見・早期治療といった疾病の二次予防対策に加えて，生活習慣の改善により健康の維持増進に努め，発病を予防するという一次予防対策に重点をおいた考え方である．2003 年度の生活習慣病による死亡率は 61.1 ％[2] であり，さらに，生活習慣病に伴って痴呆や寝たきりになった人も多くいる．生活習慣病は，命に関わるのみでなく，身体機能や生活の質の低下を招く要因でもある．そこで，個人のライフスタイルの変容・改善により，健康で活力ある社会を目指そうと考えるようになった．

　厚生省（現厚生労働省）は，生活習慣病に対する一次予防の具体的施策として，1978 年に第一次国民健康づくり対策，1988 年に第二次国民健康づくり対策（アクティブ 80 ヘルスプラン），2000 年には第三次国民健康づくり対策（健康日本 21）を推進してきた．健康日本 21[3] は，第一次・第二次国民健康づくり対策の成果を踏まえ，個人と社会が力をあわせ，生活習慣の変容・改善により適切なライフスタイルの定着を図るものである．すなわち，食生活，身体活動・運動，睡眠と休養，さらに，飲酒や喫煙など，毎日のライフスタイルを見直すことにより，生活習慣病の予防や改善に繋げ，健康寿命の延伸と生活の質の向上などを目指している（図 7.6 参照）．

　具体的には，「栄養・食生活」「身体活動・運動」「休養・こころの健康づくり」「たばこ」「アルコール」「歯の健康」「糖尿病」「循環器病」「がん」の 9 領域にわたって，2010 年の具体的達成目標と，その評価を設定している．例えば，「栄養・食生活」では，毎日のバランスの良い食事と適正体重維持のために，食塩・野菜・カルシウム含有食品などの 1 日の平均摂取量を示している．また，「身体活動・運動」では，運動習慣者を成人男性 39 ％以上，成人女性 35 ％以上に，日常生活における歩数を成人男性 9200 歩以上，成人女性 8300

歩以上に，意識的に運動を心がけている人を成人男女63％以上にしようと，増加を目指した数値目標を提示している．「休養・こころの健康づくり」では，睡眠が十分にとれていない人を21％以下に，ストレスを感じた人を49％以下に減少させようと目標値を示している．さらに，たばこやアルコールについても，喫煙や多量飲酒による健康影響の知識の普及や分煙の徹底，禁煙・節酒支援プログラムの提供などに加えて，多量飲酒者が男性3.2％以下，女性0.2％以下に減少させようと，数値目標を設定している．

2.2　健康と運動・体力

2.2.1　健康と運動

　外国で生活してみると，資源の乏しいわが国にとって，資源に代わるものは，「私たち自身」であることに気づく．私たち日本人が運動不足によって心身ともに軟弱化していくと，これからの日本という国の将来を土台からゆさぶっていくことになる．

　今日のわが国では，戸外の自然の中を走るよりも，高いお金を支払って，わざわざルームランナーを買い求める時代に入った．確かに，工業化や機械化は生活を豊かにし，仕事や家事（炊飯，洗濯，掃除），どれをとっても，簡略化，電化，省略化されて便利となってきたが，その反面，人間の精神と身体の状態は，マイナスの方向に向かってきた．

　こうした現代社会の中で，心身ともに健全な生活を送っていくためには，自己の生活を見直して，適度な身体活動を生活の中に積極的に取り入れていくことが大切である．中でも，体操やジョギング，ハイキング，ウォーキング，散歩など，手軽にできる身体活動を積極的に日常生活の中に取り入れてほしい．また，エレベータやエスカレータを使わず，自動車の利用は最小限にとどめ，できるだけ歩く機会を増やしてもらいたいものである．とくに，50歳代以上の方には，体操とウォーキングを勧める．もちろん，好きなスポーツは，前向きに取り組まれるとよい．日頃から生活の中で，少しずつでもよいから，健康を維持・増進させていくための前向きな取り組みが必要である．この健康に対する積極的な取り組みこそが，現代社会の中でいきいきと生きる私たちの体力

に大きく関連していくのである．

　つまり，運動の実践は，現代の機械文明がもたらす恩恵の中で，心身ともに弱くなりつつある日本人の身体の脆弱さを是正・改善し，健康を確保するための積極的な努力行為であるといえる．その前向きな努力の積み重ねによって，トータルな健康はつくられる．しかしながら，言うはたやすいが，実行，それも定期的かつ継続的な実行となると，なかなか難しいのが，この運動の実践である．日頃から病気にならないための生活習慣を形成することにより心身の健康を確保し，社会の一員として責任ある行動がとれるよう，運動を積極的に行うことは極めて大切である．病気であれば，なおさら健康なからだを取り戻したり，バランスのとれた生活を営むために，健康・体力づくり運動の実践が重要である．

　また，合理的・積極的に身体を動かす労働は，人体の正常な機能の維持発達を促す上で重要な条件といえる．そういう意味では，労働は運動と同じで，長い間，身体を動かさないでいると，筋肉の組織だけでなく，骨組織，その他の組織も廃用性萎縮が進行し，最後には，心肺機能の低下を招くようになる．

　一方，労働には，その対価として，報酬を得，それによって生計を維持するという経済的ないし外在的意味と，それによって内的な充足感を得るという，非経済的で内在的意味（自己実現，社会参加，社会的地位の獲得，社会への貢献など）をもっている．労働のもつ意味のうち，どれが強調されるかはライフステージのどの段階にいるのかにより，あるいは，どのような職業についているかによっても異なるが，運動と同様に意欲をもって取り組み，労働を通じてエネルギーの消費と補充合成を順調に行わせ，身体全体の機能を促進させてもらいたい．運動不足や運動のやりすぎは，人間の健康にマイナス面の影響をもたらし，活力不足に陥らせる一方，適度な運動なしには，活力不足を解消することはできない．

　したがって，1日の労働以外に，できれば30分程度でも歩いたり，体操やスポーツを楽しんだりして運動をすることによって，身体の快感と能率の向上をもたらすことができるであろう．これは，とくに，事務的作業や精神的作業に従事する人にとって極めて大切である．

2.2.2 健康とライフステージ

　乳児期には，親からの言葉かけやスキンシップを十分に与えながら，身体運動を活発に行わせることが大切である．また，自分で移動できるように，しっかり這うことや寝返りをうつことを十分に楽しませて，全身の筋力の発達を促してほしい．

　幼児・児童期の前半は，子どもの興味をそそるような遊戯的要素のある運動や運動あそびをさせてほしい．しかも，特定な動きに偏ることなく，多様な運動体験をもたせることが大切である．

　児童期の後半になると，身体は質的にも量的にも発達するので，少しずつ鍛錬的意味の運動やスポーツを導入するとよい．しかし，競争的価値ばかりを強調し過ぎないように注意しなければならない．

　青年期は，身体の成長が極めて旺盛で，筋容量は著しく増大するが，初期に持続的な強度の運動を行わせることは要注意であり，極端な筋肉の過労は避けたいものである．中でも，18歳から20歳前後では，筋肉的にも均衡状態ができていくので，運動強度の高いものへの挑戦も意義があり，効果もあるが，自己の実態とニーズを考慮しなければならない．

　成人期においては，運動力の強大な前期と，体力が漸次衰えつつある後期とでは，実践すべき運動内容や運動強度が大いに異なる．しかしながら，運動力強大な前期といえども，就職してから運動する機会が少なくなった者にとっては，急に激しい運動は禁物である．したがって，自己の生活環境や体力の現状と照らしあわせて運動を選択・実践してもらいたい．

　後期に入ると，体力や心肺機能の衰退をみるので，ウォーキングや体操，手軽にできる楽しいスポーツ等，適度な運動の実践が必要である．50歳を過ぎてから，運動を始めるのに，不安のある場合には，かかりつけ医に相談して，体力に応じた運動や程度を指導してもらうとよい．また，腎臓病や心臓病，高血圧や動脈硬化などで自覚のない場合もあるので，要注意である．

　老年期には，歩くことを中心に無理をせず，運動後の爽快感が味わえるよう，少しずつ体を動かすことに努めてもらいたい．高齢でも，元気なお年寄りに共通することは，常によく歩いていることである．つまり，歩くことをいとわないことが健康の維持につながるのである．人間の長寿・健康のためには，

自動車に頼らず，機会を見つけては歩くことが大切である．しかも，平地ばかりではなく，坂道や変化に富んだ道を歩くことである．寿命を支えるものは，基本的には各人の生きる意欲と姿勢であることをしっかり頭に入れ，毎日を大切に生きていくことが重要である．

ついで大切なことは，積極的な生活様式を採用することである．例えば，身体をあまり動かさない生活をしていると，やがて身体がだんだん動かなくなってしまい，ついにはいろいろな病気を招くようになる．また，身体を活発に動かすことに並行して大切なことは，合理的で価値ある食事と規則正しい生活リズムにあった十分な睡眠と休息であることを忘れないでほしい．

とにかく，どの年齢層でも，手軽にできる運動を，自己の体力や労働の実態に応じて行い，意欲をもって楽しく継続していくことが健康維持の秘訣である．

そのためには，若い頃から健康を脅かす外界の刺激に打ち勝って健康を保持していく力と，運動やスポーツに必要とされる身体を積極的に働かせる能力を身につける努力をしてもらいたい．つまり，いろいろなストレスに対する抵抗力としての防衛体力と積極的に活動するための行動体力を養ってほしいのである．

2.2.3 健康と体力

では，体力とはいったい何なのであろうか，考えてみたい．体力には，人間の勢いを決める身体的資源という側面があり，人間が活動していくうえでの原動力のようなものをいう．英語のフィジカル・フィットネスということばに相当する．このような意味での体力は，大きく2つの側面に分けられる．一つは，健康を脅かす外界の刺激に打ち勝って健康を保持していくための能力で，病気に対する抵抗力，暑さや寒さに対する適応力，病原菌に対する免疫などがその内容で，防衛体力と呼んでいる．もう一つは，運動やスポーツをするときに必要とされる能力で，身体を積極的に働かせる能力で行動体力と呼ばれる．つまり，体力とは，いろいろなストレスに対する抵抗力としての防衛体力と積極的に活動するための行動体力を総合した能力であるといえる．

また，行動体力[4]は，行動を起こす力，持続する力，正確に行う力，円滑に

行う力の 4 つに分けられる．

　1) 行動を起こす力
- 筋力（strength）　筋が収縮することによって生じる力をいう．つまり，筋力とは，筋が最大努力によって，どれくらい大きな力を発揮し得るかということで，kg で表す．
- 瞬発力（power）　パワーとも呼ばれ，瞬間的に大きな力を出して運動を起こす能力をいう．

　2) 行動を持続する力
- 筋持久力（muscular endurance）　用いられる筋群に負荷のかかった状態で，いかに長時間作業を続けることができるかという能力をいう．
- 全身持久力（cardiovascular/respiratory endurance）　全身的な運動を長時間持続する能力で，呼吸・循環機能の持久力である．

　3) 正確に行う力（調整力）
- 敏捷性（agility）　身体をすばやく動かして方向を転換したり，刺激に対してすばやく反応する能力をいう．
- 平衡性（balance）　通常バランスと呼ばれ，身体の姿勢を保つ能力をいう．歩いたり，跳んだり，渡ったりする運動の中で，姿勢の安定性を意味する動的平衡性と静止した状態での安定性を意味する静的平衡性とに区別される．
- 巧緻性（skillfulness）　身体を目的に合わせて正確に，すばやく，なめらかに動かす能力であり，いわゆる器用さや巧みさのことをいう．
- 協応性（coordination）　身体の 2 つ以上の部位の動きを，1 つのまとまった運動に融合して，目的とする動きをつくっていく能力をいい，複雑な運動を遂行する際に必要とされる重要な能力である．

　4) 円滑に行う力
- 柔軟性（flexibility）　からだの柔らかさのことで，身体をいろいろな方向に曲げたり，伸ばしたりする能力である．この能力がすぐれていると，運動をスムーズに大きく美しく行うことができる．関節の可動性の大きさと関係が深い．

2.3　健康と栄養

2.3.1　健康と栄養

　健康の三本柱の一つである栄養は，食物摂取を手段とした生命維持を含む生活活動の根源となるものである．栄養とは，食物を摂取し，消化器系で分解し，含有成分を吸収，利用し，そして体内で不要になった成分を体外に排泄するまでの一連の過程をいう．また，栄養素とは，食物を構成する多種類の成分のうち，ヒトのからだを構成する細胞を養うために必要な成分をさす．

　栄養素摂取源である食品は，それぞれ構成栄養素および含有量が異なるため，私たちは，多種多様な食品を組み合わせた食事を摂取して，からだにとって必要な栄養素を獲得している．

　栄養素は，それぞれ体内での働きをもっている（表2.2）．個人の栄養素の必要量は，ほぼ一定であるが，状況により多少変化する．また，個人間では，大きく異なる．食生活の中で特定の栄養素の過不足する状況が続くと，特有の過剰症や欠乏症が発症しやすくなる（表2.3）．

　また，栄養状態により感染症に対する免疫機能も影響を受け，低栄養状態ではたんぱく質・エネルギー失調症（PEM）により細胞性免疫機能などが低下し，またビタミンや無機質の欠乏により，免疫細胞やその機能障害として影響を及ぼす．逆に過栄養状態では加齢を加速させ免疫系の機能を低下させる[5]．このように低栄養，過栄養ともに感染症に冒されやすくなる．日本では感染症

表2.2　栄養素の体内の働き

炭水化物	エネルギー源，細胞の構成成分
たんぱく質	からだの構成成分の形成，エネルギー源，体の代謝活動の維持，体液の調整
脂質	エネルギー源，からだの構成成分の形成
ビタミン類	物質代謝を円滑化，および生理的機能の正常化
ミネラル・微量元素・電解質	からだの構成成分の形成，体液の調整，生理活性物質の成分
水	体内物質の溶媒，栄養素や老廃物の輸送媒体，体温調節

（中野昭一編：図説・からだの仕組みと働き，医歯薬出版，2001より改変）

2.3 健康と栄養

表 2.3 栄養素の欠乏による症状および欠乏症，過剰による症状および過剰症

栄養素	欠乏	過剰
エネルギー	体重減少 やせ マラスムス 成長阻害など	体重増加 肥満など
たんぱく質	カシオコアー 成長阻害など	代謝変化（インスリンの感受性低下，酸・しゅう酸塩・カルシウムの尿中排泄増加，結晶グルタミン濃度の低下など）
ビタミン B_1	脚気 ウエルニッケ・コルサコフ症候群 多発性神経炎 食欲不振 神経障害など	
ビタミン B_2	成長障害 口角炎 口唇炎 皮膚炎 シビガッチャキ病など	
ナイアシン	ペラグラ皮膚炎など	皮膚発赤作用 消化器系障害 肝臓障害など
ビタミン B_6	成長障害 舌炎 皮膚炎 神経炎 貧血 発疹 てんかん様発作など	感覚神経障害など
葉酸	動脈硬化症の危険性増大 巨赤芽球性貧血 下痢 舌炎など	神経障害 発熱 じん麻疹 紅斑 そう痒症 呼吸困難など
ビタミン B_{12}	悪性貧血など	
ビオチン		
パントテン酸	成長障害 体重減少 悪心 めまい けいれん 足の灼熱感 四肢のしびれ 心拍数増加 起立性低血圧	
ビタミン C	壊血病 出血 色素沈着など	
ビタミン A	夜盲症 角膜乾燥症 成長障害 骨・神経系発達抑制 皮膚乾燥など	頭痛 急性毒性（脳脊髄液圧上昇）慢性毒性（頭蓋内圧亢進，皮膚の落屑，脱毛，筋肉痛 胎児奇形 肝臓障害）など
ビタミン E	赤血球の溶血 貧血 浮腫など	
ビタミン D	くる病 骨軟化症など	高カルシウム血症 腎障害 軟組織の石灰化障害など
ビタミン K	血液凝固の遅延 出血など	
マグネシウム	骨や歯の形成障害など	下痢
カルシウム	骨や歯の形成障害 成長障害 骨粗鬆症など	泌尿器系結石 ミルクアルカリ症候群 他のミネラルの吸収抑制など
リン	歯・骨の形成障害	副甲状腺機能亢進など
クロム	耐糖能低下など	腎臓障害
モリブデン	頻脈 頭痛 夜盲症 尿酸代謝障害など	高尿酸血症 痛風様症状
鉄	貧血 運動機能・認知機能低下	鉄沈着症 急性鉄中毒症
銅	メンケス症候群 貧血 白血球減少 好中球減少 骨異常 成長障害 易感染症など	Wilson 病 急性銅中毒
亜鉛	皮膚炎 味覚障害 慢性下痢 低アルブミン血症 汎球性血症 成長障害 性腺発達障害など	銅の吸収阻害（銅欠乏）による貧血，SOD 活性低下，汎血球減少
セレン	克山病 カシン・ベック病など	皮膚障害 脱毛 胃腸障害 呼吸臭 疲労 過敏 神経系異常 腎臓障害 心筋梗塞など
ヨウ素	甲状腺機能低下症 精神（発達）遅滞 甲状腺腫 クレチン症 成長発達異常 甲状腺肥大など	甲状腺機能低下症 甲状腺腫 甲状腺中毒症

（第一出版編集部編：日本人の食事摂取基準，第一版，2005，中村丁次編著：栄養食事療法必携，医歯薬出版株式会社，2005 を基に作成）

である結核が1950年代前半まで死亡原因の中心であったが，これは当時の医学水準や劣悪な衛生状態に加えて，食糧難による低栄養状態の影響も要因の一つといえよう．

このように，栄養は欠乏症，過剰症の予防，さらに免疫機能の面からも重要であり，各人の性別，体位，年齢，身体活動に応じた望ましい栄養素量の摂取を心がけることは，より身体的な健康を保つために大切である．

2.3.2 生活習慣病と栄養

生活習慣病とは，「食習慣，運動習慣，休養，禁煙，飲酒などの生活習慣が，その発症・進行に関与する疾患群」と1996年に厚生省公衆衛生審議会意見具申により定義されている．栄養・食生活と関係が深い生活習慣病には，高血圧，高脂血症，虚血性心疾患，脳卒中，一部のがん（大腸，乳，胃），糖尿病，骨粗鬆症がある[6]．わが国の死因別死亡率上位3位までが生活習慣病であり，全死因の約6割を占めている．

脳血管疾患と心疾患の死亡率の年次推移をみると，脳内出血の死亡率が1960年代から急激に減少する，一方，脳梗塞および虚血性心疾患による死亡率が1960年代より増加している．これらの原因は，食生活の洋風化にともなう動物性食品の摂取量の増加など，栄養素摂取量の変化によると考えられている．そして，このような食事内容の変化が粥状動脈硬化のリスクを高めていることが示されている[7]．

生活習慣病対策には，従来の二次予防（早期発見，早期治療）に加え，近年では一次予防（発症予防）に重点が置かれるようになり，生活習慣病のリスクを低下させるために適正な栄養・食生活の重要性が高まっている．

2.3.3 食事摂取基準

健康な個人または集団を対象として，国民の健康の維持・増進，エネルギー・栄養素欠乏症の予防，生活習慣病の予防，過剰摂取による健康障害の予防を目的するエネルギーおよび各栄養素の摂取量の基準として，「食事摂取基準」[8]が定められている．これは，従来の「日本人の栄養所要量」を引き継いだものである．この栄養所要量の策定当初は欠乏症を回避することを主たる目

的とするものであったが，食品の加工や流通の発達にともない，新たに「過剰摂取」による健康障害ならびに生活習慣病の増加が深刻になってきたことから，第六次改定では欠乏症および過剰症の回避，および生活習慣病予防の考え方が取り入れられた．それを改定し，名称を変更した「日本人の食事摂取基準（2005年度版）」は，第六次改定日本人の栄養所要量の策定方針を踏襲し，さらに徹底されたものである．

「日本人の食事摂取基準（2005年版）」は，以下に述べる2つの基本的な考え方に基づいている．

- 欠乏症だけでなく，生活習慣病の予防ならびに過剰摂取による健康障害にも対応するためには，最低摂取量に関する基準だけを与える従来の考え方では不十分である．「摂取量の範囲」を示し，その範囲に摂取量がある場合が望ましいとする考え方を導入しなければならない．また，それ以上の摂取量になると，過剰摂取による健康障害のリスクが高くなっていることを明らかにしなければならない．
- エネルギーおよび栄養素の「真の」望ましい摂取量は個人によって異なり，また，個人内においても変動する．そのため，「真の」望ましい摂取量は測定することも算定することもできず，その算定においても，その活用においても確率論的な考え方が必要となる．

エネルギーの指標は，推定エネルギー必要量（EER：estimated energy requirement）で，当該集団に属する人のエネルギー出納が0となる確率が最も高くなると推定される1日あたりのエネルギー摂取量と定義され，エネルギーの不足のリスクおよび過剰のリスクの両者が最も小さくなる摂取量である（図2.3）．推定エネルギーの必要量（kcal/日）＝基礎代謝量×身体活動レベルで求められる．身体活動レベルは，活動の強さにより，レベルⅠ（低い），レベルⅡ（中等度），レベルⅢ（高い）の3つに区分されている．

栄養素は食事摂取基準（DRIs：dietary reference intakes）として，以下の5種類を設定している（図2.4）．

- 推定平均必要量（EAR：estimated average requirement）　特定の集団を対象として測定された必要量から，性・年齢階級別に日本人の必要量の平均値を推定した．当該性・年齢階級に属する人々の50％が必要量を満たすと

推定される 1 日の摂取量である．

- 推奨量（RDA：recommended dietary allowance）　ある性・年齢階級に属する人々のほとんど（97 〜 98 ％）が 1 日の必要量を満たすと推定される 1 日の摂取量であり，原則として「推定平均必要量＋標準偏差の 2 倍（2 SD）」である．
- 目安量（AI：adequate intake）　推定平均必要量・推奨量を算定するのに十分な科学的根拠が得られない場合に，ある性・年齢階級に属する人々が，良好な栄養状態を維持するのに十分な量である．
- 目標量（DG：tentative dietary goal for preventing life-style related diseases）　生活習慣病の一次予防のために現在の日本人が当面の目標とすべ

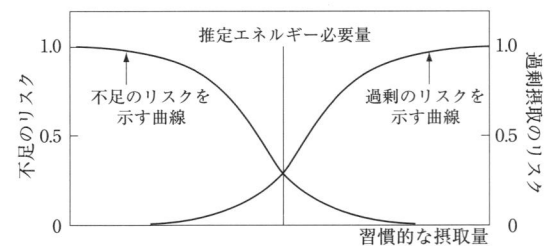

図 2.3　推定エネルギー必要量を理解するための模式図
（第一出版編集部編：厚生労働省策定日本人の食事摂取基準，第一出版，2005）

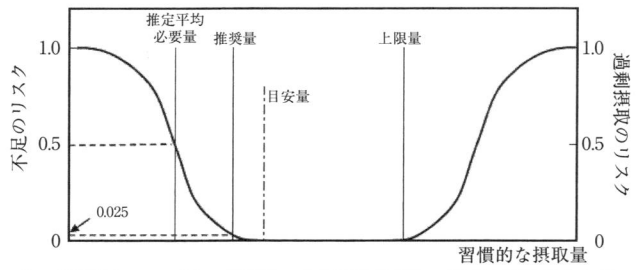

注：目標量については，推奨量，または目安量と，現在の摂取量中央値から決められるため，ここには図示できない．

図 2.4　食事摂取規準の各指標（推定平均値，推奨量，目安量，上限量）を理解するための模式図
（第一出版編集部編：厚生労働省策定日本人の食事摂取基準，第一出版，2005）

き摂取量（または，その範囲）である．

● 上限量（UL：tolerable upper intake level）　ある性・年齢階級に属するほとんどすべての人々が，過剰摂取による健康障害を起こすことのない栄養素摂取量の最大限の量である．

年齢区分は，各ライフステージ別に 15 区分を使用した．また，基準体位の設定は策定時の得ているデータ（1 歳以上は平成 13 年度国民栄養調査結果，0 〜 11 ヵ月乳児は 2000 年乳幼児身体発育調査結果）に基づいている．

食事摂取基準に策定されているものは，エネルギー，たんぱく質，脂質，炭水化物，食物繊維，ビタミン，無機質の計 35 項目で設定されている．

食事摂取基準について適用する対象は，主に健康な個人または集団である．何らかの軽度な疾患（例：高血圧，高脂血症，高血糖）を有していても日常生活を営み，当該疾患に特有の食事指導，食事療法，食事制限が適用されたり，推奨されたりしていないものを含んでいる．また，策定された量は「1 日当たり」であるが，これは習慣的な摂取量を 1 日当たりに換算したものである．なお，摂取源は食事として経口摂取されるものであり，健康増進の目的で摂取される食品（サプリメントなどの健康食品）も含んでいる．

食事摂取基準の用途は，摂取量を評価（アセスメント）のためと，栄養計画（プランニング：栄養指導計画，給食計画等を含む）を立案のための 2 つに大別される．栄養計画は，栄養アセスメントに基づいて対象に応じた計画を立案し，実施することが重要である．なお，エネルギー摂取量の評価・判定は，BMI（body mass index）を指標としている．またモニタリングは体重を指標にし，エネルギー消費量，すなわち身体活動の増加も併せて計画することが望ましい[10]．

2.4　健 康 と 休 養

一般的に，休養とは，身体的・精神的疲労や過労を回復させるための安静な時間とされている．厚生労働省の「健康づくりのための休養指針」[12] では，「休」は主に心身の疲労を回復すること，これに対して「養」は健康の潜在能力を高め，健康増進を図るもので，自己実現をめざした積極的，能動的な行動

を伴うものとされている．つまり，休養は，心身の健康のためだけではなく，生活の質（QOL）を維持増進していくためにも重要なものである．

健康づくりのための休養指針においては，効果的な休養は，「生活リズム」「時間的要素」「空間的要素」「社会的要素」の4つの要素から構成されている（表2.4）．

このように，休養を，生活や人生の中で積極的に位置づける必要性が提案されている．労働環境の機械化や効率化，地域社会の変化や人間関係の複雑化と多様化などによって，健康をおびやかすストレスは増加の一途にある．作業中断による一時的な休息や休憩だけでなく，積極的な休養を実践することが重要となってきている．積極的な休養とは，週休や休暇を趣味活動，社会活動，運動などにあてて，生活を楽しみ，人間らしく生きることにより，明日へのエネルギーを補充するための行動を含むものである．

疲労が回復せず慢性疲労の状態に陥ると，心身の様々な機能になんらかの障害が生じてくるため，休養の状況を自ら把握する方法を心得ておくことが必要である．休養の状況を把握する方法としては，厚生労働省の健康指標策定検討

表2.4　健康づくりのための休養指針

1. 生活にリズムを
   - 早めに気づこう，自分のストレスに
   - 睡眠は，気持ちよい目覚めがバロメーター
   - 入浴で，からだも心もリフレッシュ
   - 旅に出かけて，心の切り替えを
   - 休養と仕事のバランスで能率アップと過労防止
2. ゆとりの時間で，みのりある休養を
   - 1日30分，自分の時間をみつけよう
   - 活かそう休暇を，真の休養に
   - ゆとりの中に，楽しみや生きがいを
3. 生活の中にオアシスを
   - 身近な中にもいこいの大切さ
   - 食事空間にもバラエティーを
   - 自然とのふれあいで感じよう，健康の息ぶきを
4. 出会いときずなで豊かな人生を
   - 見出そう，楽しく無理のない社会参加
   - きずなの中で育むクリエイティブ・ライフ

（厚生統計協会：国民衛生の動向，2004）

会が提唱した「休養状況調査表（表2.5）」がある．これは，睡眠，休暇，疲労感，生活のリズム，気分転換の5項目について3段階評価をし，その総得点で休養状況を4区分する方法である．

休養に関する国民の意識は，かなり高く，健康・体力づくり事業財団が実施した「健康行動に関する意識調査」の結果では，約7割の者が睡眠・休養に心がけている．しかし，30代，40代の働き盛りでは，「休養は不足しがち」または「休養不足」と回答する割合が多く，とくに男性では4割を超えており，仕事や家事の負担が多い年代での自由時間のとり方についての対策が望まれる．

次に，休日の過ごし方については，週休2日制，長期有給休暇が浸透すれば，休日の内容もかなりの変化するものと考えられる．事実，「余暇生活に関する意識調査」では，自由な時間を過ごしたいという希望はあっても，自由時間がとりにくいことや，施設・交通の混雑，経済面などで，まだまだ十分満足のいくものとはなっていない．

健康づくりのための休養は，積極的な保養活動を行うことが効果的である．具体的には，① 栄養（栄養指導教室，自然食材の収集，戸外を含めた調理・会食など），② 運動（歩行，ジョギング，体操，エアロビクス体操，ハイキング，サイクリング，水泳，サッカーやバレーボール等の球技スポーツ等），③ 自然とのふれあい（森林浴，海水浴，日光浴，バードウォッチング，天体観測など），④ 社会活動（福祉，あるいはスポーツ指導などのボランティア活動，サークル活動など），⑤ 趣味・文化活動（絵画・音楽鑑賞，読書，釣り，手

表2.5 休養状況調査表

項　目	次の質問について，該当する答の番号を○で囲んで下さい．		
	3点	2点	1点
(1) 睡眠	1. 十分眠っている	2. あまりよく眠れない	3. 不眠がち
(2) 休暇	1. 毎週2日休める	2. 週に1日休める	3. ほとんど休めない
(3) 疲労感	1. 疲れてもすぐ回復する	2. 疲れが残る	3. いつも疲れている
(4) 生活のリズム	1. 規則正しい	2. 時々リズムが乱れる	3. いつも不規則
(5) 気分転換	1. 容易に気分転換できる	2. なかなか転換できない	3. 仕事がいつも気になる

（判定基準）
　A（休養十分）　　13〜15点　　C（休養不足がち）　　7〜9点
　B（普通）　　　　10〜12点　　D（休養不足）　　　　5〜6点

（厚生省健康指標策定検討会：休養状況調査表，1981）

芸，工芸，生花，園芸，囲碁・将棋，カラオケ等），⑥入浴（各種の温泉，サウナ，ジャグジーバス等），などである．

　休養による健康づくり対策としては，①休養の意義や重要性についての啓発活動（健康教育や健康指導，マスコミやパンフレット等を利用した情報提供，体験的休養の取得），②休養に必要な時間の確保（労働時間の短縮，週休2日制や長期休暇制度の導入，健康保持増進のための休暇制度の定着），③休養に必要な場所，施設の確保（職場内の休憩室整備，都市公園や運動施設の整備，キャンプ場や自然公園・遊歩道などの自然と親しむ施設の整備），④移動手段の整備（公共交通手段の充実，道路の整備，ロープウエー等のアクセス手段の整備），⑤コストの低減（交通や宿泊，施設利用などの料金の適正化），⑥効果的休養取得のための情報提供（保養活動の指導，マスコミやパンフレットを利用した情報提供），等がある．

2.5　健康阻害要因

2.5.1　飲　　酒

　アルコール飲料は，古くから，その土地の食文化の象徴として様々な形で発生し，世界の各地域の人々に飲まれてきた．日本では日本酒や焼酎，南ヨーロッパではワインやブランデー，メキシコのテキーラ，北西ヨーロッパのビールやウイスキー等がよく知られている．疾病に効くとされた時代もあり，現代でも，百薬の長，神への捧げものとして，日常生活の中に深く浸透している飲み物である．

a．アルコールの吸収

　アルコール飲料の作用の主体は，エチルアルコール（CH_3CH_2OH）である．アルコールは，消化管から吸収され，その後，血液を介して全身の各臓器にいきわたる．体内に吸収されるアルコールのうち，胃からは約20％，小腸（十二指腸・空腸上部）からは80％が吸収される．胃内に食物が存在している場合は，アルコールが胃から小腸に送られる時間が遅くなるため，アルコールの吸収は遅くなる．

　消化管壁から吸収されたアルコールは，血液中に入り，ついで，血中アル

コール濃度と，各組織内のアルコール濃度とが一定になるまで，各組織に移行し，蓄積される．アルコールは低分子で，水溶性および脂溶性が高いため，単純拡散により容易に細胞膜を通り，血中から組織へ移行しやすい．脳や肝臓，腎臓などは，血液循環量が多いため，アルコールも早く移行する．また，飲酒中に動き回ると，血液循環が良くなり，酔いが早く出現することになる．また，アルコール濃度が高いほど，体内への吸収は早くなる．

b．アルコールの排泄

生体内に吸収されたアルコールの一部は，代謝されずに排泄されるが，その量は，体内に吸収されたアルコールの 10 ％以下である．排泄経路は，腎臓から尿中に排泄される経路と，肺から呼気中に排泄される経路とがある．血中アルコール濃度と肺胞におけるアルコール濃度の比は 2000：1 前後であり，呼気中へのアルコール排泄量は極めて少ない．つまり，呼気が酒臭いときは，相当量を飲酒していることになる．

c．アルコールの体内における代謝

生体内に吸収されたアルコールの 90 ％以上は，肝臓における酸化反応により代謝される．アルコールの代謝経路は，アルコールからアセトアルデヒドに至る第一段階と，アセトアルデヒドから酢酸に至る第二段階が主である．前者においては，アルコール脱水素酵素（ADH：alcohol dehidrogenase）が主として関与し，後者においてはアルデヒド脱水素酵素（ALDH：aldehyde dehidrogenase）が主に関与する．

アルコールの代謝経路で生じるアセトアルデヒドは，強い毒性を示す．具体的には，顔面および全身の紅潮，呼吸数・心拍数の増加，ときには頭痛，悪心，嘔吐などである．アセトアルデヒドの代謝が遅延し，体内に蓄積した結果，こうした不快症状を示すことになる．

d．遺伝子とアルコール分解酵素

アセトアルデヒドの代謝は，ALDH のうち，アセトアルデヒドに親和性の強い$ALDH_2$の遺伝子の型により決まる．アセトアルデヒドの代謝機能が正常な型，非常に弱い型，まったく機能しない型の 3 つの型に分けられる．コーカサス（白色人種）とネグロイド（黒人種）では，ほぼ 100 ％が正常型であるのに対し，モンゴロイドのうち，日本人，韓国人，中国人では，正常型は 56 〜

72％であった．日本人では，アセトアルデヒドの代謝が弱い型が39.4％，まったく代謝できない型が4％[10]である．

つまり，日本人の43.8％は，アルコールを代謝するための正常な酵素が欠乏しているため，アルコール摂取による不快症状を引き起こしやすい．自分の適量を知って，不快症状が出ないように飲むことが，お酒を楽しく飲むコツである（表2.6）．

e．アルコールによる健康障害

1）急性障害：急性アルコール中毒

短時間で大量の飲酒を行うと，肝臓におけるアルコール分解が遅れ，泥酔や昏睡などの生命の危険にさらされることになる．重篤なアルコール中毒の場合には，中枢性の血管運動中枢が抑制され，呼吸抑制や血圧下降が起こる．

2）アルコールの催奇形作用

妊娠中に多量のアルコールを飲んだ母親から生まれた子どもに，小脳症や中枢神経障害，発育遅延，顔貌異常などの奇形が合併していることが多い．

3）アルコール性肝障害

長期間にわたる過剰の飲酒が，肝疾患の主要な原因と考えられる．肝硬変，脂肪肝，肝炎，肝繊維症などである．統計的には，80 g/日のアルコール（約4合の日本酒，1/4lのウイスキー，または1lのワイン）より多くなると肝硬変になるリスクが上がる[9]といわれている．

2.5.2 喫煙：タバコの煙に含まれる有害物質とその作用

a．発がん物質

たばこの煙の中には，4000種類の化学物質が含まれ，そのうち，少なくと

表2.6 酒類のアルコール量の換算のめやす

酒の種類	ビール	清酒	ウイスキー ブランデー	焼酎(35度)	ワイン
容量(ml)	中瓶1本(500)	1合(180)	ダブル(60)	1合(180)	1杯(120)
濃度(％)	5	15	43	35	12
アルコール量(mg)	20	22	20	50	12

純アルコール量＝容量(ml)×アルコール濃度(％)÷100×0.794(比重)

も200種類の発がん物質が確認されている．代表的な発がん性化学物質として，たばこの粒子成分中のニトロソアミン（nitrosamine）やベンズピレン（benzpyrene）がある．

これらの発がん性をもつ化学物質は，呼吸器や消化器で吸収され，その後，肝臓で代謝されるときに活性化され，細胞の遺伝子を傷つけ，細胞に突然変異を起こす．細胞分裂は発がんを促進することが確かめられているので，細胞分裂の旺盛な幼少児期から青年期にかけては，とくに発がん物質を取り込まないことが大切になる．喫煙開始年齢が早ければ早いほど，肺がんや喉頭がんなどに罹患する確率が高くなる[10]ことが報告されている．

b．ニコチン

ニコチンは無色の揮発性の液体で，空気に触れると褐色になる．独特の臭気と味をもち，水に溶けやすい特質である．致死量は，体重1kgあたり1mg以下である．ニコチンによる交感神経賦活作用により，血管収縮をもたらし，血圧を上昇させる．また，一酸化炭素（CO）と共存することで，狭心症，心筋梗塞，脳梗塞，女性の不妊や早産のリスクを増大させる．

ニコチンは，麻薬やアルコールと同様に依存症のある物質であり，禁煙による不安や集中困難などの離脱症状を引き起こす．そのため，禁煙しようとしても，成功するのは難しい．ニコチンの精神依存性は，ヘロインやコカイン，アルコールに匹敵するほど強力である[11]．禁煙治療のために，ニコチンガムやニコチンパッチ（皮膚に貼るシール）が有効である．

c．一酸化炭素

タバコの煙の一酸化炭素（CO）は，酸素に比べてヘモグロビンとの結合力が250倍も強い[12]ため，喫煙により全身の組織が酸素欠乏状態に陥りやすくなる．

d．喫煙による健康障害

1）タバコと関連性のあるがん

肺がん，喉頭がん，食道がん，口腔がん，咽頭がん，膀胱がんは，相対危険度（タバコを吸わない人に対して，タバコを吸う人のがんの発生する比率）が2倍以上[13]であり，喫煙の発生率との因果関係があると判断される．

直腸がん，胃がん，胆のうがん，肝がん，膀胱がん，乳がん，子宮頸部がん

は，相対危険度が1.2以上であり，喫煙の発生率と弱い関連があると判断される．

2）脳卒中

画像診断技術の進歩により，喫煙による動脈硬化進展が明らかになった．喫煙と脳卒中との関連についても，約2倍の相対危険度があることが国内外の調査[15]によって明らかになっている．

3）呼吸器系の疾病

肺機能低下，ガス交換機能の低下による動脈酸素分圧の低下，慢性気管支炎，肺気腫などの慢性閉塞性肺疾患（COPD）との関連性の強いことが指摘されている．

e．主流煙と副流煙

主流煙とは，タバコを吸う人の肺の中に直接吸い込まれる煙であり，フィルターにより濾過され，成分の一部が除去される．また副流煙とは，タバコの燃焼部から空気中に立ち上がる煙であり主流煙より有害成分が多く，ニコチンやベンズピレンは3倍，一酸化炭素は5倍，ニトロソアミンは20〜130倍である．

f．受動喫煙による健康影響

副流煙を吸い込む受動喫煙は，自分の意思とは無関係に，あるいは意に反して吸ってしまう煙であり．喫煙者以外の人の健康をも損なっていることが明らかにされている．

1）乳幼児の突然死

出産後，同室内の受動喫煙による乳幼児の突然死は，喫煙しない乳幼児と比較して2.3倍も高かった[16]．胎児や乳児の呼吸器が，ニコチンや一酸化炭素の障害を受け，突然死の下地を作るのではないか，といわれている．

2）虚血性心疾患

脂質代謝や血小板機能，血管内皮機能に悪影響を与え，動脈硬化を促進する．また，狭心症や心筋梗塞の危険性も高まる．

3）発がん性等

肺がん，副鼻腔がん，乳幼児の気管支炎，肺炎，中耳炎，慢性呼吸器症状，気管支喘息の発病と悪化，子宮頸部がんの危険性を高めることが報告されてい

る．

g．わが国の喫煙防止対策：防煙と分煙

1）たばこ行動計画検討会報告書

1995（平成7）年に，公衆衛生審議会により意見具申された「たばこ行動計画検討会報告書」に基づき，「防煙対策」，「分煙対策」，「禁煙支援・節煙対策」を3つの柱として，各実施主体の自主的なたばこ対策の取り組みがなされている．

近年，成人の喫煙率は漸減しているものの，若年者（とくに女性）の喫煙率の上昇，たばこ消費の拡大，たばこ関連疾患による死亡者数の増大，およびそれに伴う医療費などが問題となっている．

2）防煙：未成年者の喫煙防止

わが国では，未成年者喫煙禁止法（明治33年制定）により，未成年に対するたばこの販売者に罰則規定が定められている．具体的な防煙の手段としては，以下のことが検討・実施されている．

a）たばこの広告・販売促進活動のあり方　わが国では，たばこ事業法（昭和59年制定）に基づく広告指針（平成元年大蔵省告示）を踏まえ，たばこ業界が広告・販売促進活動に関する自主規準を定めており，従来から未成年者や女性を主たる読者とする雑誌では広告を行っておらず，1998（平成10）年4月からは，テレビ・ラジオ等の電波媒体で，たばこ製品の銘柄名の広告を自粛している．

一方，印刷媒体や電車の中吊り，屋外看板などによる広告が最近増加している．テレビのドラマや新聞，雑誌の広告などで，たばこに対して良いイメージが未成年者に植えつけられたり，女性向け銘柄の広告が大々的に行われていること，また，マナー広告でたばこは大人のものと強調することが，逆に未成年者に「大人に対する憧れ」としての喫煙を助長している．

b）たばこの自動販売機のあり方　わが国では，たばこの自動販売機は設置台数が50万台に達し，このことが未成年者のたばこの入手を容易にしている．たばこ販売においても，対面販売と年齢確認の徹底による未成年者喫煙禁止法[34]を遵守し，自主規制にとどまっている自動販売機による販売の禁止や，設置場所の制限の強化，販売自粛時間枠の拡大などの対策が必要である．

c）たばこの小売価格 わが国のたばこの価格は，国際的にみても安く，未成年者のたばこの購入を容易にしている要因の一つであることから，価格を上げ，税収を確保しながら，未成年者の消費を減らすべきである．

d）社会全体の取り組み 防煙対策としては，家庭，学校や地域ぐるみの喫煙防止対策が必要である．さらに，自主的に判断し行動できる能力を身につけさせる教育を重視し，周囲から喫煙を強要された場合の対処法の訓練や，広告のイメージとたばこという商品の本質の違いを見極める教育なども必要である．

3）分煙

分煙は，受動喫煙により非喫煙者に起こりうる健康への悪影響を排除するための措置である．2003（平成15）年に施行された健康増進法第25条に受動喫煙の防止が規定されたことから，厚生労働省や人事院，東京都などから，公共の場所や職場における喫煙の制限に関する指針が出されている．また，公共の場所，とくに鉄道・飛行機などの輸送機関における禁煙・分煙はかなり進んでいるが，多くの職場やホテル，レストラン等では分煙・禁煙が十分でない現状があり，改善が求められる．

【文　　献】

1) 厚生統計協会：国民衛生の動向2004年，2004.
2) 第一生命経済研究所：ライフデザイン白書2004-05, 2003.
3) 健康・体力づくり事業財団：めざせ「健康日本21」, 2000.
4) 前橋　明：健康，明研図書，1996.
5) 奥脇義行編：微生物と免疫，建帛社，2002.
6) 日本栄養士会編：健康日本21と栄養士活動，第一出版，2001.
7) 八倉巻和子編：公衆栄養学，建帛社，2005.
8) 健康・栄養情報研究会編：日本人の食事摂取基準（2005年版），2005.
9) 糸川義則・栗山欣弥・安本教傳：アルコールと栄養，光生館，1992.
10) Doll, R., Peto, R.：The causes of cancer: Quantative estimates at avoidable risks of cancer in the United States today. *J.C.I.* **66**, 1191-1308, 1981.
11) Stolerman, I.P., Jarvis, M.J.：The scientific case that nicotine is addictive. *Psychopharmacology* **117**, 2-9, 1995.
12) 黒瀬美枝，西岡基公子，大谷佳子ほか：動脈血一酸化炭素ヘモグロビン（COHb）濃度と喫煙の関連性について．医学検査 **43**, 1879-1882, 1994.

13) Hirayama,T. : Life-style and mortality, a large-scale census-based cohort study in Japan, Basel: Karger, 1990.
14) Akiba, S., *et al.* : Cigarette smoking and cancer mortality risk in Japanese men and women-resuts from reanalysis of the six-prefecture cohort study data. *Environ Health Perspect* **87**, 19-26, 1990.
15) 喫煙と健康問題に関する検討会編：新版喫煙と健康―喫煙と健康問題に関する検討会報告書，保健同人社，2002.
16) Klonoff-Cohen, H.S., Edelstein, S.L., Lfkowitz, E.S., *et al.* : The effect of passive smoking and tobacco exposue through breast milk on suddeninfant deathe syndrome. *JAMA* **273**, 795-798, 1995.

3. 運動と健康

3.1 運動・スポーツの現状

　日本は，他の先進国に例をみない速さで少子・高齢社会に突入し，人々の価値観も大きく変容してきた．「豊かさ」に対する価値観も，近年では約6割の人が「物の豊かさ」よりも「心の豊かさ」を求めるようになり[1]，スピードや効率，成果ではなく，人生を豊かにすることを重視する「スローライフ」というライフスタイルも現れてきた．また，労働時間の減少や平均寿命の延び，週休2日制の実施などから，余暇時間も増加し，余暇をいかに有意義に過ごし，どのような生きがいをもつかということが，豊かで幸せな人生を送るための大きな鍵となっている．なかでも，運動・スポーツは，健康にとって重要な要素であるだけではなく，身体活動を伴ったコミュニケーション手段でもあることから，人と人との交流を促進し，人々の生活に潤いを与えてくれる存在となる．

3.1.1 実施状況

　2004年の世論調査[2]によると，この1年間に運動やスポーツを行った人の割合は68.2％，行わなかった人の割合は31.4％となっており，過去1年間にまったくスポーツをしなかった人は，約3人に1人であった．スポーツ実施率は，1965年以降，高度経済成長とともに上昇したが，ここ20数年は約60～70％の実施率で，大きな変化はみられない（図3.1）．また，週1回以上の定

3.1 運動・スポーツの現状

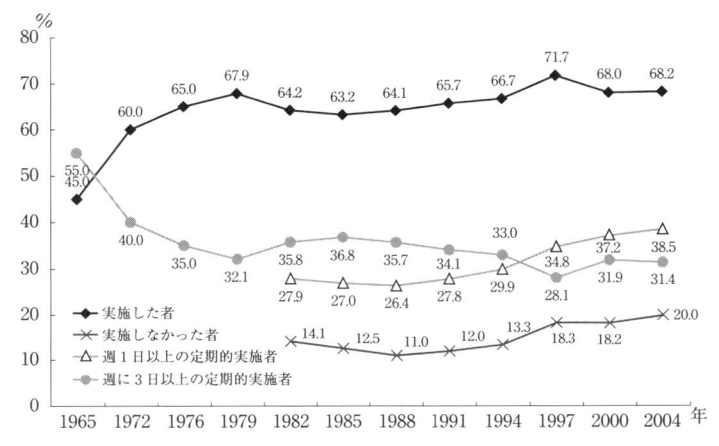

図 3.1 運動・スポーツ実施率の推移（20 歳以上男女，3000 人対象）
（内閣府：体力・スポーツに関する世論調査，1965-2004 より作図）

期的な実施者の割合は，この 10 年間で約 10％増加して 38.5％となっているほか，健康・体力の維持に効果的とされる週 3 日以上の実施者も近年増加しており，人々の健康意識の高まりとともに，運動・スポーツ習慣が生活の中に根付きつつある．年代別に実施頻度をみると，週 3 日以上行っている定期的運動実施者は，ほぼ加齢とともに増加している（図 3.2）．60 歳代では，週 3 日以上の運動実施者は約 3 人に 1 人（29.2％）であり，週 1 回以上の運動実施者

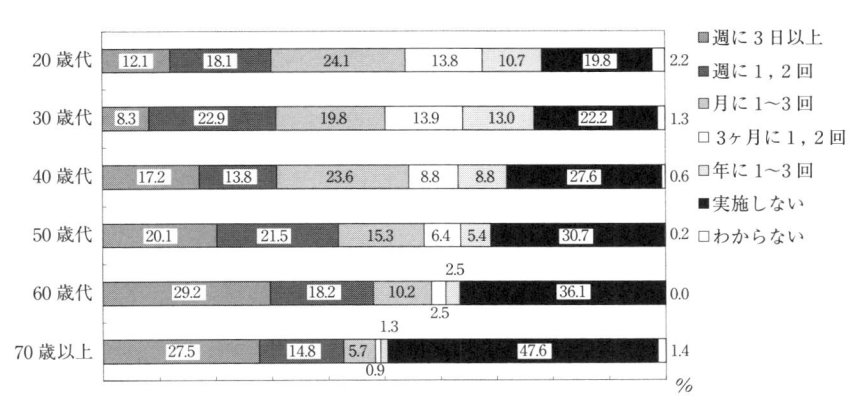

図 3.2 年代別による運動・スポーツ実施率（20 歳以上男女，3000 人対象）
（内閣府：体力・スポーツに関する世論調査，2004 より作図）

をあわせると，約2人に1人（47.4％）となる．一方，まったく運動をしていない人の割合も，30歳代以降，加齢とともに増加しており，60歳代で36.1％，70歳以上では47.6％となっている．すなわち，現代の日本人の運動実施状況は，日常生活に運動が根付いている人と運動をまったく実施していない人とに両極化し，加齢とともにこの傾向が顕著となっている．

また，1年間で行った運動・スポーツ種目の上位5位をみると，20歳代ではボウリングや球技，スキー・スノーボード，海水浴などのレクリエーション志向的な種目が多いが，30歳代以上ではウォーキングが最も多く，加齢とともにウォーキング，体操といった健康志向的な種目の実施率が増加する傾向にあった（表3.1）．

運動実施者の運動・スポーツを行った理由（複数回答）は，「健康・体力つくり」（55.2％）と「楽しみ，気晴らし」（54.5％）が多く，健康志向，楽しみ志向が高くなっている．一方，運動非実施者の運動・スポーツを行わなかった理由としては，「仕事（家事・育児）が忙しくて時間がないから」（41.2％）が最も多い．現在，週休2日制が定着し，以前に比べ余暇時間が増加しているにもかかわらず，実際には時間があっても身近に運動・スポーツを実施しやすい状況にはないのではないかと考えられる．

表3.1 1年間に行った運動・スポーツの種目（上位5種目）

年齢	1位	2位	3位	4位	5位
20歳代（％）	ボウリング 38.4	軽い球技 26.3	ウォーキング 22.0	スキー，スノーボード 21.6	海水浴 16.8
30歳代（％）	ウォーキング 30.9	体操 21.9	軽い球技 21.6	ボウリング 21.0	海水浴 17.3
40歳代（％）	ウォーキング 33.3	軽い球技 19.5	ボウリング 19.2	体操 18.9	ゴルフ 12.5
50歳代（％）	ウォーキング 42.8	体操 15.1	ボウリング 9.4	ゴルフ 9.2	軽い球技 8.6
60歳代（％）	ウォーキング 47.2	体操 14.3	ゴルフ 9.3	釣り 5.9	軽い水泳 3.9
70歳以上（％）	ウォーキング 35.6	体操 11.0	ゴルフ 2.8	軽い水泳 2.5	釣り 2.2

（20歳以上男女，3000人対象，複数回答） （内閣府：体力・スポーツに関する世論調査，2004）

3.1.2 施　　設

　2002 年度の文部科学省社会教育調査[3]によると，全国の公共施設は 44566 施設，民間施設は 16445 施設であった．公共施設は，過去 10 年間で約 1 万施設増加しているが，民間施設は増減を繰り返している．種類別にみると，公共施設では，多目的運動広場が 6700 施設（施設全体の 10.1％）で最も多く，体育館 6391 施設，野球場・ソフトボール場 6180 施設の順となっている．民間施設では，ゴルフ場が 2256 施設（施設全体の 3.7％）で最も多く，ゴルフ練習場 2170 施設，水泳プール（屋内）1655 施設の順となっている．2002 年の日本の総人口は約 1 億 2750 万人なので，公共，民間施設併せて約 2000 人に 1 施設ということになる．さらに，公共施設では約 3000 人に 1 施設，種類別では，多目的運動広場，体育館，それぞれ約 2 万人に 1 施設という状況である．

3.1.3　行 政 施 策

　文部科学省は，「スポーツ振興基本計画」[4]を 2000 年 9 月に策定し，「生涯スポーツ社会の実現に向けた，地域におけるスポーツ環境の整備充実」，「国際競技力の総合的な向上」，「生涯スポーツ及び競技スポーツと学校体育・スポーツとの連携の推進」を主要課題として掲げた．なかでも「生涯スポーツ社会の実現に向けた，地域におけるスポーツ環境の整備充実」が最優先課題で，次のような政策目標が掲げられている．

- 国民の誰もが，それぞれの体力や年齢，技術，興味・目的に応じて，いつでも，どこでも，いつまでもスポーツに親しむことができる生涯スポーツ社会を実現する．
- その目標として，できるかぎり早期に，成人の週 1 回以上のスポーツ実施率が 2 人に 1 人（50％）となることを目指す．

　そして，生涯スポーツ推進を妨げている要因として，日本のスポーツの発展過程が学校と企業に依存してきたことを指摘し，ヨーロッパ型の総合型地域スポーツクラブの必要性と，その拠点として広域スポーツセンターの設置・支援を挙げている．

　これまで，生涯スポーツの普及と推進に取り組んできた結果，ハード面では

体育館，グラウンドといった運動・スポーツ施設が設置され，ソフト面では多様なニーズに応えるべく，様々な運動・スポーツプログラムが提供され，指導者の養成派遣・地域スポーツクラブの育成・支援などが行われてきた．また，既存施設の利用という観点から，学校開放も推進されてきた．

一方，これまでの地域スポーツは，自分たちのスポーツ欲求を満足するだけにとどまり，スポーツを行い，楽しければよいというレベルで終わっていた．「スポーツ振興基本計画」にも述べられているとおり，週休2日制の定着に伴い，社会人も休日は地域で生活することが多くなってきており，地域のスポーツクラブに参加する可能性も増してきた．そのための拠点として，総合型地域スポーツクラブや広域スポーツセンターに期待が寄せられている．

総合型地域スポーツクラブとは，ヨーロッパを中心に発達したスポーツクラブをモデルとし，地域住民が主体的に運営するもので，複数の種目が存在し，地域の誰もが，年齢，興味，技術レベルに応じて参加できる．また，活動の拠点となるスポーツ施設を有し，定期的・継続的な活動を行うことができ，指導者から個々のニーズに応じた指導が展開される．広域スポーツセンターとは，地域の総合型地域スポーツクラブの創設，育成や運営，活動の支援を行うとともに広域市町村圏のスポーツ活動全般を支援するものである．今後，誰でもがより豊かな人生を送り，地域での豊かなスポーツ活動を推進していくためには，より多くの人とスポーツの楽しさを共有し，スポーツを通じて地域の人々との間に，共同・連帯を築こうとする積極的な態度が大切である．

加齢とともに，スポーツに対する接し方や捉え方も変わってくるが，人がスポーツを楽しむという行為自体に変わりはない．人々にとってスポーツは，健康に貢献し，社会参加の手段でもあり，人生を楽しんだり，生活に潤いを与えるための大きな要素「生きがい」の一つとなり得ることに間違いはない．すべての人が，いつでも，どこでも，いつまでも，スポーツを楽しむことができるような豊かな社会を築いていかねばならない．

3.2 発達と運動（乳幼児期〜高齢期）

3.2.1 運動の発現メカニズム

人は，生まれたとき，すでに約140億の脳細胞が大脳皮質にある[5]が，大脳の脳細胞同志の連絡回路ができていないため，知覚・判断・思考・運動など，高等な動きや情緒をもつことができず，いわゆる適応行動ができない状態にある．

運動の最高中枢である大脳皮質には，元来，運動の型をつくる能力があり，一定の運動を繰り返すことによって神経繊維が結びつき，脳細胞間の連絡回路ができ，この回路が運動の型を命令する中枢となる[5]．身体運動は，運動神経と筋系の動きによって，具体的に実現されていくが，目的に合う合理的な運動をするためには，感覚系の動きと，感覚系からの情報を知覚し判断して，それに対応した運動を命令する中枢神経系の働きが重要である（図3.3）．

例えば，自転車に乗ったことのない人は，いくら手足の神経や筋肉が発達していても，自転車にはじめから上手に乗ることは難しい．ところが，ようやくペダルを踏むことのできる程度の発達段階の子どもでも，慣れたらうまく乗りこなすことができるのは，大脳皮質に自転車乗りに適した回路ができ，その命令で運動神経系や筋系がうまく協調しながら働くからである．運動経験を繰り返すことにより，はじめはバラバラである運動感覚の統合がなされるのである．

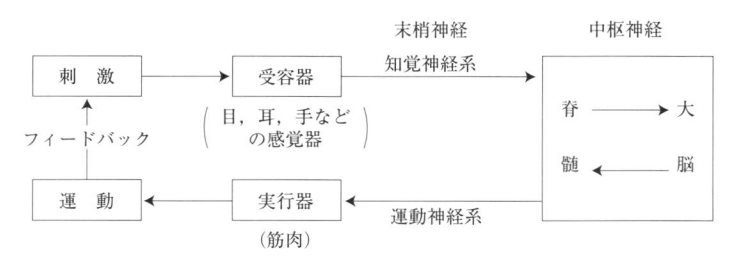

図3.3 身体運動の発現の過程
（前橋　明・田中　光：乳幼児期の健康，西日本法規出版，2004）

これ以外に，もう一つ運動を起こすしくみがある．すなわち，感覚系情報が大脳皮質に達する前に，情報の中継所である脊髄から，すぐに運動神経系に切りかえられ，運動を起こすしくみである．前者が意識的運動（随意運動）であるのに対し，後者は，意識とは無関係に情報が折り返されて運動が現れる現象で，反射と呼んでいる．

これらの運動の発現過程では，外からの刺激が，受容器（目や耳，手などの感覚器官）によって感じられ，情報として知覚神経系を通り，大脳に達する．大脳では，それらの情報を比較・判断した結果，決定がなされ，その決定が命令となって脊髄を通り，運動神経系を通って実行器（筋肉）に達し，筋肉が自動調整されながら収縮することによって運動を起こすことになる．しかも，その結果は，視覚・聴覚・皮膚感覚などの外的な手がかりや筋肉にある内部受容器の内的な手がかりを通じて，たえず中枢に送られ，フィードバックされている．また，ある刺激は，反射のメカニズムによって大脳で意識される以前に，ある神経核から脊髄を通り，運動神経系に伝達され，反射運動を起こしている．

したがって，身体運動のためには，受容器・知覚神経系・大脳皮質の回路・運動神経系・実行器・それぞれフィードバックシステム等の調和のとれた発達が必要である．そして，これらは，多様な運動の繰り返しによって発達する．また，はじめての動作のようなぎこちない意識的動作も，繰り返すことによってなめらかになり，特別の意識を伴わないでできるようになり，次第に反射的な要素が多くなって，機械的で効率的な動きになっていくのである．以上が運動技術の上達のプロセスである．

このように，身体運動は筋肉の運動であるため，筋肉やそれを動かしている神経系に支えられており，同時に呼吸・循環器系を中心に，他の内臓器官にも支えられている．したがって，発達の伴った適切な運動によって，筋肉や神経系だけでなく，呼吸・循環器系やその他の内臓諸器官も発達させ，身体運動をダイナミックにし，子どもの生活経験を拡大して，パーソナリティを発展させ，そのことが，また，より高度な運動を可能にしていくということを繰り返しながら，運動機能は発達し，体力がついていくのである．

子どもの成長発達は，ライフサイクルの中の一時期と位置づけられ，しか

も，形態的，機能的，精神的，運動機能的な変化が，一人の人間の中で相互に密接な関連をもっており，小児期は最も著しい発達がみられる．

運動機能の発達は，受精期から始まる連続的過程の中にあり，「ひとり歩き」ができない子どもが突然「走る」ことができるといった，順序を変えて進むことはない．また，子どもの動作から，第三者が，成長発達の段階を捉えやすい特徴を持っている．しかし，そのスピードや評価は，子ども一人ひとりの成長発達に要する時間が違うことを念頭において，成長を見守ることが大切である．

3.2.2 乳幼児期の運動
a．反射

新生時期から乳児期にかけては，大脳の機能が未発達であるため，反射的な行動がほとんどである（図3.4）．反射[5]は，神経系の発達に関連していると考えられる．新生時期に特徴的にみられ，成長発達とともに消失してしまう反射を原始反射という．

原始反射の代表的なものには，吸啜反射・検索反射がある．その他にも，把握反射・モロー反射などがあり，原始反射は脳の発達とともに消失していくものがほとんどである．一般の乳児健診では，反射の発達速度のチェックは行わないが，脳性麻痺や精神遅滞などの症状として，遅れを生じた運動発達をチェックする．

b．全身運動

人間の成長は，個人によって若干の差があり，身体各部の発育や内臓諸器官における機能の発達[6]は，一定の速度で進行・増大するものではない（図3.5）．しかし，その過程においては，一定の順序性があり，決して逆行したり飛躍したりはしない．

例えば，乳児が歩行機能を習得する過程を考えてみると，生後4ヵ月くらいで，まず首がすわり，おすわりができるようになってから，8〜10ヵ月くらいでハイハイし，その後，歩くようになる．

これらの順序には，方向性があり，「頭部から身体の下の方へ」「中心部分から末梢部分へ」「粗大運動から微細運動へ」と進行する．

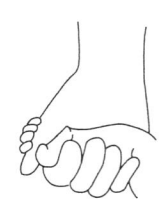

把握反射
手のひらに物が触れると強く握りしめる．
それを取ろうとすると，ますます強く握る．

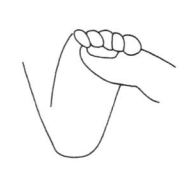

足底反射
足底をかかとから外側にそって強くこすると，足の親指が背屈する．

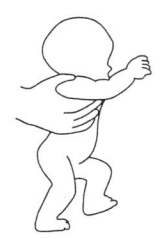

自動歩行反射
脇の下を支えて身体を前傾させると，足を交互に発進させ，歩行するような動きをする．

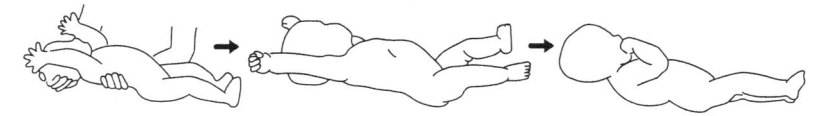

モロー反射
仰向けに寝かせて，後頭部を手のひらで支えて床面から2～3cm上げて，その手を急にはなす．上肢を伸展させ外転し，身体の前にあるものを抱きしめるように内転する．

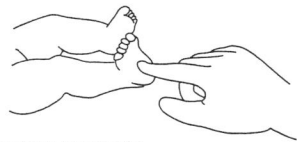

交差性伸展反射
片方の足の裏を指で強く圧迫すると，もう片方の足を内転屈曲し，その後，圧迫した足にそって伸展する．

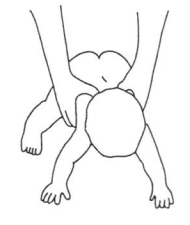

パラシュート反射
乳児の脇を両手で支えて中に立位をとらせると，両足をバタバタ動かす．

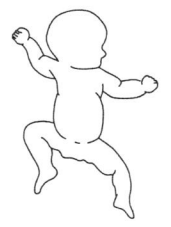

筋緊張性頸反射
仰向けに寝ているとき，しばしば顔を向いている方の手足を伸ばし，反対側の手足を曲げている．

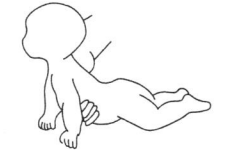

ガラント反射
乳児の胸腹部を手で支えて宙で腹位をとらせると，首をもち上げ，脊柱を背屈させ，下肢を伸展させる．

図 **3.4** 原始反射
(前橋　明：心とからだの健康　子どもの健康科学，明研図書，2000)

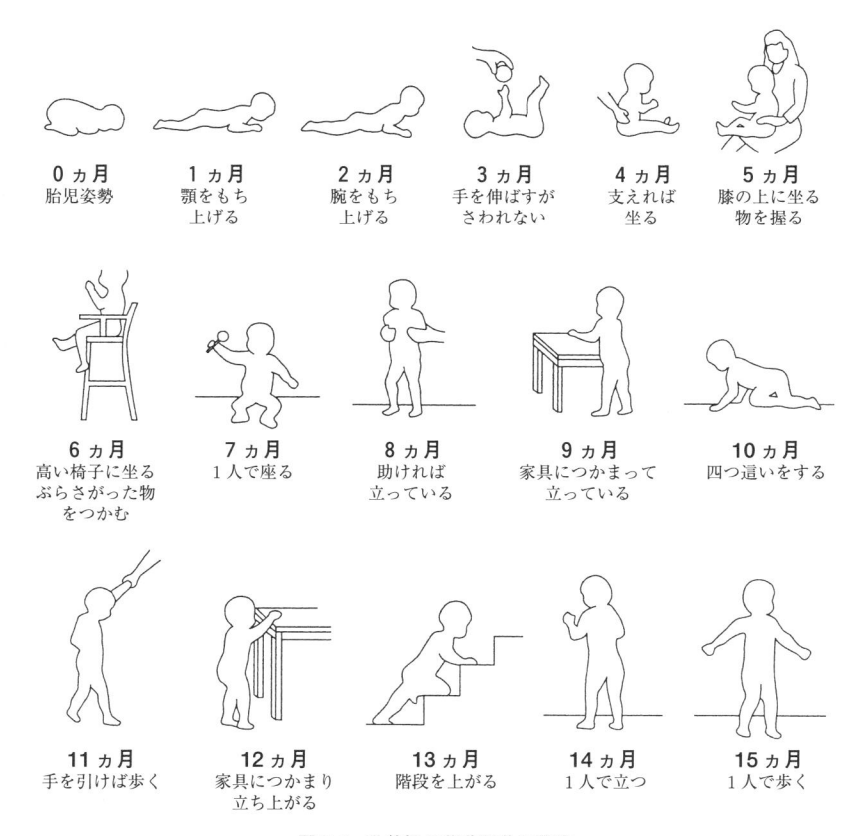

0 ヵ月 胎児姿勢
1 ヵ月 顎をもち上げる
2 ヵ月 腕をもち上げる
3 ヵ月 手を伸ばすがさわれない
4 ヵ月 支えれば坐る
5 ヵ月 膝の上に坐る 物を握る
6 ヵ月 高い椅子に坐る ぶらさがった物をつかむ
7 ヵ月 1人で座る
8 ヵ月 助ければ立っている
9 ヵ月 家具につかまって立っている
10 ヵ月 四つ這いをする
11 ヵ月 手を引けば歩く
12 ヵ月 家具につかまり立ち上がる
13 ヵ月 階段を上がる
14 ヵ月 1人で立つ
15 ヵ月 1人で歩く

図 3.5 乳幼児の移動運動の発達
(前橋 明:心とからだの健康 子どもの健康科学,明研図書,2000)

　子どもは，こうした全身運動の発達によって，視野が広がり行動範囲を広げていく．身体を動かせる機会が増加することによって，脳神経系・筋肉・骨格の高次な発達につながり，興味や好奇心が生まれ，知的面が向上する．

c．微細運動

　生後すぐに，把握反射による手に触れた物をつかむ動作を行うが，2〜3ヵ月頃になると，自分の意志で物をつかむようになる．つかみ方の発達[6]は，5〜6ヵ月頃に手のひら全体で包み込むようにつかみ，近くにあるものをつかんだり，取ったりする動作ができるようになる．この時期は，全身動作の状況と

も関連し，おすわりができ，上半身が安定することによって，手が自由に使えるようになる．

　7～8ヵ月頃には，指先が使えるようになり，さらに9ヵ月頃では，指で小さなものを転がせるようになり，10～11ヵ月頃には親指を使って物をつかむことができるようになる．11～12ヵ月頃には，親指と人さし指の指先を使って，つまむ動作ができる．つまり，手指の発達は，全身運動の発達と密接な関連をもっているのである．

　8ヵ月頃から，意味は理解できなくてもバイバイという言葉に反応して手を振ることができる．これも，目と手，そして言葉との関連を表している．この頃から，子どもには模倣という動作が現れてくる．

　この時期に極めて多い事故が「誤飲事故」であり，注意が必要である．指先を使って小さい物をつかめるようになると，手で握っていた物を口にもっていって誤って飲み込んでしまうことがある．これは徐々になくなり，手あそびや投げることに変わっていく．

　食事との関連では，6ヵ月頃には哺乳ビンを手全体で支えて飲むことができるようになり，テーブル付きの椅子にも安定してすわり，手の使える範囲の物は自分で触りたくなる．この時期には，スプーンをもつことはできるが，遊んだり，なめたりして，食物を乗せて口に運ぶことは難しい．1歳頃になると，自分で食事をしたい気持ちが行動に表れ，十分ではないが，自分の手を使って食事をする．1歳半頃には，スプーンを上手に使って食事をし，コップで水が飲めるようにもなる．2歳頃には，片手で茶碗をもち，他の手でスプーンをもって食べられるようになる．3歳頃には，箸を使い，食べこぼしも少なくなる．

　1歳半頃には，上着を脱ぐ動作を始め，2歳頃には，靴を履く動作をする．2歳半頃には，ボタンをかけ，衣服を着ることができるようになる．乳児は，手を無造作に動かす段階から意識的に使う段階へと発達していく．大人のまねをして，何度もくり返すうちに，自分自身で行動に移せるようになっていく．

　また，積木を2つ積むことができる1歳半頃から，3歳になると，8つの積木が積めるようになる．なぐり描きも，1歳頃より手指を使ってはじめるが，3歳頃には，はさみを使い始めることができ，人の絵は，頭に手足がつく頭足

人を描くようになる．6歳頃には，頭や首，手，足，胴，顔などを描くようになる．5歳頃には，指先の動作の基礎ができあがる．利き手は，2歳頃から判断できはじめ，5歳頃には決定される．

これらの動作は，他の人が行っている動作を模倣しながら，頭で考え，手を使ってくり返していき，獲得していくのである．時間がかかっても，子ども自身でやり遂げたことに自信をもち，次のチャレンジへの意欲につながっていく．

3.2.3 幼少年期の運動

幼児期では，神経系の発達がすでに成人の約90％に達しているのに対し，一般型の発育は極めて未熟である．このような状態なので，幼児はあそびの中で平衡性や敏捷性，巧緻性などの身体をコントロールする調整力を中核として学ぶとよい．人間は，調整力に関しては急速な進歩を示し，生後から這う，歩く，物をつかむ，投げる，走る等，様々な動作を習得する過程では，多くの失敗をくり返し，修正し，少しずつ新しい動作を学習していくのである．

なお，筋肉や骨格は，幼児の段階では，成人の約30％の発育量を示すに過ぎないからといって，筋力を使う運動をしてはいけないと誤解してはいけない．幼児の日常生活に必要とされる手や足腰の筋力を鍛えることは，姿勢維持や健康な身体をつくる上でも不可欠な要素である．それぞれの年齢に応じた筋力を身につけることが重要なのである．

要は，運動機能の向上を考える場合，幼児期では，第一に器用な身のこなしのできることを主眼とし，筋力や持久力は，運動あそびの中で副次的に伸ばされると考えるのがよい．また，運動機能の向上が様々な諸機能の連携・統合の連続によって高まってくると，走力や跳力，投力，懸垂力などの基礎的運動能力も備わってくる．はじめは，細かい運動はできず，全身運動が多く，そして，4～5歳くらいになると，手先や指先の運動が単独に行われるようになる．

こうした幼児期の発達段階をふまえて，運動能力を発達させるには，興味あるあそびを自発的にくり返し経験させていくことがとても大切である．というのも，3～4歳頃になれば，運動能力は，あそびの中で発達するからである．

その後，5〜6歳になると，独創的発達が進み，さらに情緒性も発達していくので，あそびから一歩進んで体育的な運動を加味することが大切になってくる．競争や遊戯などを経験し，運動機能を発達させるとともに，幼児の体力づくりのための具体的な働きかけや工夫が必要となってくる．ここでいう運動能力とは，全身の機能，とくに神経・感覚機能と筋機能の総合構成した能力であり，基礎的運動能力としては，走力や跳力，投力，懸垂力，泳力などがあげられる．

なかでも，走る運動は全身運動であるため，筋力や心肺機能（循環機能）の発達と関係が深い．跳躍運動は，瞬発的に大きな脚の筋力によって行われる運動であるため，その跳躍距離の長短は，腕の振りと脚の伸展の協応力とも関係が深い．6歳児になると，3歳児の2倍近くの距離を跳べるようになるが，これは，脚の筋力の発達と協応動作の発達によるものである．

投げる運動では，大きな腕の力や手首の力があっても，手からボールを離すタイミングを誤ると距離は伸びない．とくに，オーバースローによる距離投げの場合は，脚から手首まで，力を順に伝達し，その力をボールにかけるようにする必要がある．オーバースローによるボール投げは，4歳半以後からは，男児の発達が，女児に比べ大きい．懸垂運動は，筋の持久性はもとより，運動を続けようという意志力にも影響を受ける．

4歳頃になると，運動能力，とくに大脳皮質の運動領域の発達による調整力の伸びは早く，性別を問わず，急にその能力が身についてくる．これは，脳の錘体細胞が4歳頃になると，急に回路化し，それに筋肉や骨格も発達していくためであろう．

発育・発達は，それぞれの子どもにより速度が異なり，かなりの個人差のあることをよく理解しておかねばならない．運動機能の発達は，単に「できる」「できない」のみで判断してはならず，動作の学習過程や子どもが積み重ねてきた運動機能を発揮しやすい状況が与えられているかによっても違ってくる．

児童期になると，からだをコントロールする力である調整力が飛躍的に向上する．乳幼児期からの著しい神経系の発達に筋力の発達が加わり，構造が複雑な動作や運動が可能になる．スポーツ実践においても，ルールが複雑なあそびや，より組織的なゲーム性の高い運動やスポーツに変化していく．

サッカーでよく用いられる用語として，ヨーロッパでは，5～8歳を「プレゴールデンエイジ」，9～12歳を「ゴールデンエイジ」と呼ぶ．ゴールデンエイジとは，運動を頭で完全には理解していなくとも，みようみまねである程度，運動の構造を把握し，上手にできるという，まさに運動習得の黄金時期を指す．しかし，誰もが同じゴールデンエイジ期を体験できるのではなく，生まれてからの運動経験の積み重ねが，かなりの影響を及ぼす．すべての運動は，経験に依存するといっても過言ではない．経験したことがない運動が，すぐにできることはないからである．だが，それに似た運動経験をもっていれば，同じような脳の神経回路が存在するため，比較的早く動作を習得することが可能である．

3.2.4 青年期の運動

保健体育審議会は1997年「生涯にわたる心身の健康の保持増進のための今後の健康に関する教育及びスポーツの振興の在り方について」[7]の答申を行った．この答申では，スポーツを労働以外の身体活動全般を含んだものとして捉え，各ライフステージ（表3.2）における望ましいスポーツライフが示されている．答申に使われているライフステージは，E. H. エリクソンのライフサイクル論や一般的な発育発達を総合的に考慮したものである．

青年期は，子どもから大人への過渡期にあたり，身体的にも精神的にも社会

表 3.2 ライフステージの区分

区　分	おおむねの年齢層	スポーツライフスタイル
乳幼児期 児　童　期	～6歳ごろ・幼稚園 ～12歳ごろ・小学校	萌芽期
青年期前期 青年期後期	～18歳ごろ・中学校・高等学校 ～25歳ごろ・高等教育段階・就職	形成期
壮　年　期 中　年　期	～30歳代ごろ：就労 ～60歳代ごろ：就労・退職	充実期
老年期前期 老年期後期	60歳代ごろ以降 75歳代ごろ以降	享受期

（文部省：保健体育審議会答申「生涯にわたる心身の健康の保持増進のための今後の健康に関する教育及びスポーツの振興の在り方について，1997に加筆)

とくに，青年期前期は身体的な面での発達が顕著であり，骨格や筋肉が著しく充実する．加えて，性的分化が確立される時期にもあたり，身体的・生物学的成熟過程は，この期の行動を特徴づけるものである．精神的な面では，「心理的離乳の時期」といわれるように家族の監督からはなれ，独立して一個の人格になろうとする．青年期前期の思考は，抽象的・論理的であり，その論理性は不安定な情緒と関わりあって，感情的・自己中心的なものとなりやすい．これがうまく調整されないと，反社会的行動や非行に走ったりすることがある．その意味で，体力やエネルギーの発散の手段としての運動・スポーツが必要な時期である．思いきり走ったり，跳んだり，投げたり，打ったり，あるいは自己表現をすることにより，爽快感や達成感，仲間との連帯感，生の充実感などを味わうことができる．この期の運動・スポーツ経験が，その後のライフステージにおける運動・スポーツ習慣の形成に大きく影響するにもかかわらず，スポーツをする生徒としない生徒の二極分化が進む時期でもある．したがって，興味や関心をもった種々の運動・スポーツを体験し，楽しさを味わいながらスポーツ習慣を形成することが期待される．

青年期前期の発育・発達課題を解決していくためには，多面的な体力・運動能力の向上を目指し，持久力や筋力を高めるための走動作を含んだ運動・スポーツや筋力トレーニングを行うのが望ましい．運動負荷は，「ややきつい」「かなりきつい」程度，頻度は持久力向上のためには1日10～30分程度を週に3日以上，筋力向上のためには1日10～30分程度を週に2日程度行うことが望ましい[11]．

青年期前期においては，生涯にわたっての望ましいスポーツライフの定着を目指し，できるだけ社会体育に結びつくようなスポーツ学習をさせるとともに，方法的にスポーツ嫌いの者をつくらないように考慮しなければならない．生涯スポーツにおける学習機会は多いので，スポーツ嫌いにさえなっていなければ，社会体育において学習は可能である．生涯スポーツの視点から，学校体育は，自らスポーツを実践しようとする意欲，スポーツという学習機会への参加方法，スポーツを継続させるのに必要な能力を身につける場と位置づけることが肝要である．それにより，学校体育から社会体育への連動性が成立し，生

涯スポーツを推し進めることとなる[8]．

　青年期後期は，身体的な面での発達は歩を緩めていくが，体力的には最も充実し，技能の進歩が著しい時期である．精神的な面では，自分自身の適応手段を見つけ，ある程度の妥協ができるようになっていく．この適応手段の一つとして，健全な趣味活動としての運動・スポーツがある．

　「学校基本調査」[9]によると，2002年の大学・短期大学進学率は48.6％である．すなわち，青年期後期の半数弱が高等教育機関に所属する学生であり，半数強が社会人である．学生と社会人との生活環境は大きく異なるため，青年期後期のスポーツライフを学生と社会人に分けて示す．

　大学生の多くは，発育発達上，最も運動が必要な時期に受験勉強のために身体活動が制限され，体力低下を招いている．低下した体力を向上させるのに効果的であった体育実技は選択科目になっている大学が多く，また体育系の部やクラブに入部する学生も減少している．元来，人は，幼児期には活動欲求が強く，放っておいても運動しやすいが，青年期になると運動・スポーツが大儀になり，きっかけがないと身体活動から遠ざかる．高校期までにスポーツ習慣を身につけている学生の場合は，選択性になっても体育実技の授業を受講したり，さらには，機会をみつけて日常生活に運動を取り込むことが考えられる．一方，高校期までにスポーツ習慣が形成されていない者にとって，正しい知識に基づいたスポーツ習慣を身につける最後の機会となるのが大学の体育実技であるが，しかしながら，体育実技の授業を受講しない可能性が高いのである[8]．

　社会人では，どうであろうか．やはり，高校期までにスポーツ習慣が形成されている者は，仕事中心の生活の中でも，職場や地域，あるいは民間のスポーツクラブ等で機会をみつけて，運動・スポーツに親しむことが可能であろう．しかしながら，その習慣が身についていない人は，多忙な仕事の合間に時間をみつけて運動・スポーツをすることは難しい．

　青年期後期の発育発達課題を解決していくためには，種々のスポーツ経験に基づいて自己に適した運動・スポーツを主体的に実践できる能力を身につけることである．健康づくりや体力増進を目指しての運動・スポーツの質や量は，青年期前期と同程度が望ましい[7]．

3.2.5 壮年期・熟年期の運動

壮年期は，社会人としての仕事をもち，経済的にも自立していく時期である．身体的には，加齢による体力・運動能力の低下が始まるが，適切な運動・スポーツを習慣的に実施することにより，体力の低下曲線を緩やかにすることができる．仕事が中心の生活となるため，自分のための時間を見いだすのが難しく，主体的に運動・スポーツの機会を求めないとスポーツ活動から遠ざかってしまうことになる．とくに，女性の場合は，妊娠・出産・育児と続くため，長期間にわたって運動・スポーツの空白期をもつことになる．しかし，妊娠・出産・育児期に適した運動・スポーツがあり，その意義や特性を正しく理解しながら体験することにより，運動・スポーツを楽しむことも可能である．

図 3.6 は，年代別運動習慣者の割合であるが，最も低いのが 20 代の女性，そして 30 代女性，ついで 30 代男性，20 代男性と続いていく．生涯スポーツの観点から，スポーツ志向の低い人をどのようにしてスポーツ活動に引き込むかが大きな課題である．既存のスポーツがルールを変えたり，ニュースポーツの普及により，これらの人たちを幅広く包括できる可能性は大きい[10]．既存のスポーツのルールを変えることにより，誰もが勝者となるチャンスが生まれたり，弱者も十分楽しむことが可能となる．ニュースポーツは，新しく登場したスポーツというだけではなく，スポーツの原点である楽しさの追及，個人の

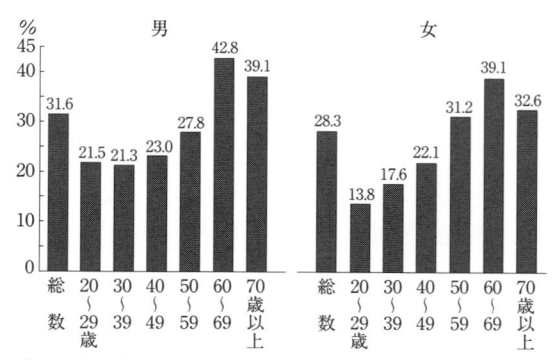

注：「運動習慣者」とは，1 回 30 分以上の運動を週 2 回以上実施し，1 年以上持続している者である．

図 3.6 運動習慣者の割合（2002 年）
（厚生統計協会編：国民衛生の動向, 2004）

体力や能力に応じて行える，いつでも誰でも気軽に参加できるという概念をもったスポーツである．

　この時期は，ライフスタイルの変化に伴っての職場や家庭での生活に適応しながら，運動・スポーツを生活の中に取り入れることが大切である．結婚や出産により，配偶者や子どもと新しい形での運動・スポーツを経験することは，身体的効果をもたらすにとどまらず，家族のふれあいを高め，連帯意識が生まれ，さらには，親から子へのスポーツの伝承の役割も担うことになる．また，ファミリースポーツを家族で楽しむことにより，子どもがスポーツ習慣を身につけていく．すなわち，子どもにとっての生涯スポーツのスタートはファミリースポーツであり，この期に正しい知識に基づいたスポーツ習慣を身につけることが大切である．子どもの成長に合わせ，家族全員が楽しめるファミリースポーツを継続していくことは，健康な家庭生活をおくる礎となるであろう．

　熟年期は，発育発達曲線からみると，徐々に下降曲線をたどる時期であり，疾病曲線からみると，逆に上昇曲線をたどる時期である．また，壮年期に増して体力低下が著しく，とくに女性は体脂肪率の増加や骨量の減少が顕著になる．身体的な面の不安に加えて，社会的な面でも種々問題が多い時期でもある．家庭では一家の大黒柱として，職場でも責任ある地位につき，社会的責任が内外ともに大きい時期といえよう．さらに，就業者は定年を迎え，女性は更年期による体調不良がみられる時期でもある．それゆえに，身体的ストレス・精神的ストレスも大きく，上手に解消しなければ精神障害に陥る危険性をはらんでいる．したがって，熟年期に生活の中に運動・スポーツを取り入れる意義は大きく，心身のストレス発散に加えて，健康・体力づくり，さらには，新しい環境での仲間づくりにもつながる．

　家庭婦人は，就業者に比べると，一般に自分自身で自由に操作できる自由時間を多くもっている．この自由時間をどのように使うかは，個々人の生活習慣や社会的習慣，また，自己の生活に対する心構えによっても違ってくる．その結果，教育ママやテレビママ，スポーツママ等と呼ばれることになる．

　近年，家庭婦人のスポーツ熱が高まり，「ママさんバレー」「ママさんソフト」「ママさんサッカー」等の言葉をよく目耳にする．その背景は，家電製品の普及による家事の省力化，生活の合理化による1日の自由時間の増加，さら

に，子ども数の減少による一生涯の自由時間の増加である．2点目は，戦前の家長制度の崩壊による母親としての意識の変化である．「良妻賢母」として暮らすよりも，自分自身の趣味や能力を発揮したいと考え，「個」としての生き方を模索し始めた．3点目は，家庭内においても徐々に男女平等の考えが行き渡り，母親の地位が向上し，社会活動への参加が理解されはじめたことである．4点目として，田舎では古い慣習や嫁姑関係に悩み，都会では核家族化や"働き蜂"の父親不在による孤独感に悩み，人間的なふれあいを求めている家庭婦人の存在であろう．5点目は，生活の合理化や家電製品の普及による身体活動量の減少に起因する運動不足病の蔓延である[8]．

このような社会的背景のもと，家庭婦人は，自由時間を有効に使って楽しみながら運動・スポーツを行い，そこに喜びと生きがいを見つけ，自己の存在を確認している．具体的には，運動・スポーツの目的を，健康・体力・若さ・美容・仲間・余暇・気分転換・自己への挑戦・技術の追求などにおき，スポーツはしっかりとそれに応えているといえよう．

壮年期・中年期の発達課題に即した運動・スポーツは，体力維持や肥満防止のためにウォーキング，ジョギング，水泳などの有酸素運動や筋力トレーニング，ストレッチング等である．運動負荷は，「普通」～「ややきつい」程度，頻度は持久力保持のためには1日15分以上を週に3日以上，筋力保持のためには1日10～30分程度を週に1～2日程度行う[7]のが望ましい．

3.2.6 高齢期の運動

人生80年といわれる現代社会においては，高齢者としての人生が20年以上あることになる．子どもが独立し，社会的役割からも開放された「第二の人生」である．「第二の人生」を「第二の現役期」と位置づけ，豊かで活力ある生活を送るためには，「健康」や「生きがい」「経済的余裕」を欠かすことはできない．しかし，老年期は，加齢により体力・運動能力が低下する．また，身体機能も低下し，疾病に罹りやすく，しかも回復しにくい．このような身体的不安に加えて，精神的・社会的な面でも憂慮すべき多くの問題が出てくる時期でもある．子どもの独立や知人の死別などによる孤独感，第一線から退くことによる生きがい感の喪失，今後の経済生活の不安などであり，不適応の症状を

現すこともある．

　日本の高齢社会への突入は急速であり，社会的対応は立ち遅れているのが実情である．総人口に対する 65 歳以上の割合が 7％を超えた国を高齢化社会とみなしているが，わが国は 1970 年に高齢化率が 7.1％に達して高齢化社会を迎え，1994 年には 14％を超えて高齢社会となった．その後も，高齢化率はさらに上昇を続け，2003 年には 19.0％に達した．さらに，2015 年には 26.0％，2050 年には 35.7％に達し，国民の約 3 人に 1 人が高齢者[11]という本格的な高齢社会が予想されている．

　このような高齢社会において幸せに暮らすためには，いわゆる「健康寿命」の延伸が望まれ，そのためには，主体的で活動的なライフスタイルが求められる．すでに示した年代別の運動習慣者の割合（図 3.6）では，男女とも 60 歳代が最多であり，ついで 70 歳以上となっている．増大する自由時間を使って，失いつつある健康や体力を少しでも保持・増進しようと，運動・スポーツを行う高齢者が多いことを示している．

　しかしながら，健康寿命の延伸を目指して行う運動・スポーツは，老年期の医学的・社会的な発達課題に合致したものでないと，逆に健康寿命を短縮することになりかねない．高齢者の体力・運動能力は，各人のこれまでのライフスタイルに関係し，個人差が大きいので，日本医師会では，危険因子をチェックし，各人に合った運動処方を行う指針とするために『健康運動のガイドライン』[12]を発行し，問診から運動負荷心電図に至るメディカルチェック基準（図 3.7）を定めている．

　加齢による体力の低下には，生物学的老化に伴う低下と身体活動量の減少に伴う低下が考えられる．前者は運動・スポーツで改善することはできないが，後者は，運動・スポーツや活発なライフスタイルにより，低下を防ぐことが可能である．前者は，加齢により低下する筋肉・筋量の影響が大きいハイパワーの運動が，後者は身体活動量との関連が強い乳酸性作業閾値の影響が大きいローパワーの運動が関係する．ハイパワーの運動とは，30 秒以内の運動であり，ローパワーの運動とは，3 分以上の運動である．したがって，老年期に適した運動・スポーツは，加齢の影響が大きいハイパワーの運動よりもローパワーの運動を中心に行う[13]のが望ましい．具体的には，持久力の改善のため

にウォーキングや水泳，ダンス，歩行動作を含むスポーツ等の有酸素的運動を1日15分以上，週に3日以上，また，筋力や柔軟性を高めるためにストレッチングや体操，ヨガ等を1回10分以上を週1～2日[7]，疲労が残らない程度に実践するのが望ましい．

また，運動・スポーツは，加齢に伴う機能低下の特徴を踏まえて行わなければ，心身への効果よりも重篤な事故や障害を招くことになる．具体的な機能低下の特徴としては，骨量の減少，筋力の低下，心臓血管機能の低下，運動時の著しい血圧上昇，疲労の回復の遅延，運動中の身体所見の出現などである．したがって，老年期においては，無理をしない，勝負を意識しない，トレーニン

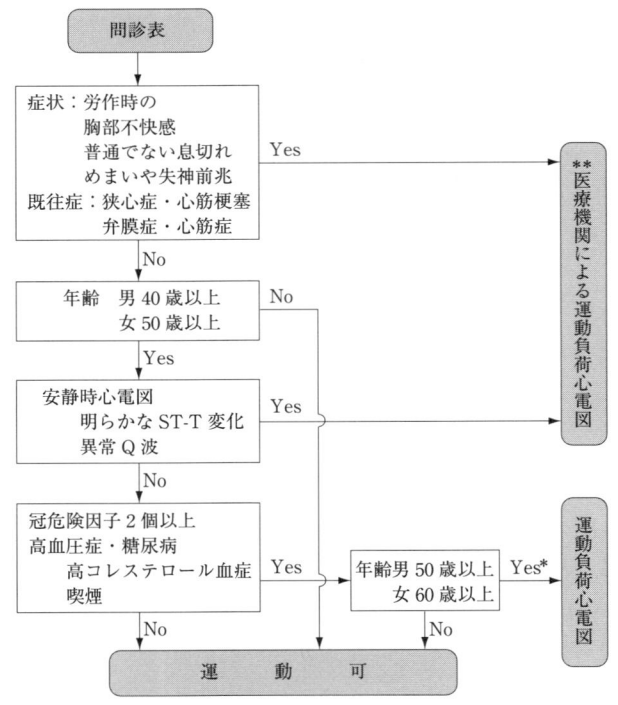

運動負荷心電図の適応基準
* 40～60％ VO_{2max} 程度の運動なら必ずしも行わなくてもよい
** 運動負荷心電図による事故を防ぐため，医療機関による実施がすすめられるもの

図3.7 問診から運動負荷心電図までのメディカルチェック基準
（日本医師会編：日本医師会健康運動のガイドライン，1994）

グ効果を体感しながら継続させる，個人差に留意する，目標にこだわらない，主体的に行う[11]等の注意が必要である．

以上のような条件を満たして，高齢者に受け入れられたのが，ゲートボールであった．運動・スポーツに無縁と思われていたこの世代の人のゲートボールにかける熱意は，生涯スポーツを考えていく上で参考にすべきものがある．これほどまでにゲートボールが高齢者に受け入れられた理由としては，次のような理由[14]が考えられる．① 運動量が高齢者にとって適度であった，② ゲームがおもしろい，③ 5人対5人というチームプレーが集団での競争心をあおる，④ 男女が仲良く練習したり，試合に参加したり，男女の交流がある，⑤ 年金暮らしの高齢者にとっても，経済的にあまり負担にならない，⑥ ゲートボールの練習に必要な空間は狭い空き地でも用が足り，設備も簡単なものでよい．以上のような特徴が，高齢者のスポーツに適合したのであった．

しかし，ゲートボールも全国的な組織が整備され，各種大会が開催され，国体種目にもなってくると，楽しみ志向より勝利志向が強くなってきた．実際ゲートボール人口の伸びは頭打ちとなり，強いチームほど，メンバーの減少が目立ってきている．そして，"ポスト・ゲートボール"についての議論が活発に行われ始めた．高齢者のスポーツとして，家庭婦人のスポーツ同様に，既存のスポーツがルールを変えて実施する場合やニュースポーツが出てくる場合が考えられる．高齢者にとってのスポーツは，スポーツを核として生活全体の活性化を図るものでなくてはならないのである．すなわち，この時期の運動・スポーツは，健康維持，仲間づくり，生きがいとしての役割を果たすものでなければならない．ある福祉団体が高齢者を対象に，月1回の体操教室を行った．体操の後，昼食と風呂がつく設定であった．月に1回程度の体操教室であるが，1年後の体力測定では有意に体力が向上していた[15]という．体操教室を核として，生活全体が活性化されたことを立証する結果であった．

3.3 体育，スポーツ，レクリエーションの意義

都市化や，自然環境の喪失と公害の増加，余暇時間の増大，管理社会化した現代社会のなかで，私たちが，「よりよい社会」と「より人間的でいきいきと

した豊かな生活」を求めるためには，人間教育としての体育や文化的に重要な意味と機能をもつスポーツ，心身のリフレッシュと活力の再新のために展開されるレクリエーションは必須であり，それらの正しい認識と理解が求められている．

なかでも，体育は，教育の一分野として計画的に行われるもので，その目的を達成する手段として，スポーツや体操，ダンス，レクリエーション的なゲームや運動あそび等を利用するが，その目的の一つに運動欲求を充足させたり，運動への興味を増したり，体力の向上を図ったりすることがあり，こういう意味で，体育は，スポーツやレクリエーションと同じ目的をもっている．

これに対して，スポーツは，ことばの起こりからいえば，レクリエーションと同義語であったが，近年のスポーツはレクリエーションの活動の中の運動競技的性格の強いものを指し，レクリエーションは活動自体を楽しむものを指すようになってきた．そして，レクリエーションの活動内容には，身体運動もあれば，文化文芸的な活動も含まれるのが特徴にもなった．

したがって，体育とレクリエーションとでは，その動機や活動内容において異なるが，レクリエーション活動のうちスポーツやダンス等の身体運動に関するものは，体育の目的達成の手段として利用するので，その点で両者は互いに密接な関係をもっているといえよう．

3.3.1 体育とは

体育は，身体運動を通して，心とからだの健全な発達を図り，人間形成を意図する教育である．すなわち，体育は，教育の一分野で，個人や集団に対して適切な運動を行わせ，健康を維持増進し，体力の向上を図って，運動技術や身体機能を高めるものである．そして，運動欲求を満足させて情緒の安定を図り，そこに関わる相手や仲間とともに社会性を養い，良い人格を育てる．

したがって，体育とは，身体運動（スポーツ，ダンス，体操，レクリエーション，運動あそび等）を媒介として，身体的，精神的，社会的，知的，情緒的に適性のある人間の形成を目指して努力する教育的営みであるといえよう．体育は，その手段として，運動競技や各種スポーツ，ダンス，体操などを利用するが，その目的はそれらの技術に秀でることだけではなく，その活動を通し

3.3.2 スポーツとは
a．スポーツの意義と役割

元来，スポーツはラテン語のディスポート（disport）から変化したもので，もともとの意味は，本来の仕事からはなれ，気分転換のために何かをするということであった．そこへ，イギリス人が，主として運動競技や魚釣り，狩猟などに，このことばを使ったことより，主に運動競技を指すようになってきた．つまり，スポーツは，もともと遊戯から発生したものであったが，現在では競争的要素が強くなり，競技化されることによって単なるあそびから区別され，楽しみや技術の向上を目指して行われる身体運動を指すようになった．

スポーツで身体を適度に使えば，体力を増強させて健康を維持し，元気に活動するのに役立つ．また，スポーツスキルを向上させることによって，スポーツを今まで以上により楽しく行うことができ，自己実現の機会も増える．さらに，青少年の健全な育成のため，あるいは健全なグループづくりや仲間づくりの促進のためにも，スポーツは役立っている．

社会人になると，仕事からはなれて気分転換を図り，自由時間に，仕事とは関係のない別の人間関係を求める傾向が強くなり，その一つの場として，スポーツ活動への参加がある．実際，とくに仕事をした後にスポーツをすることは，仕事からの精神的緊張をほぐして気晴らしになるだけでなく，明日への活力をも生み出す．

つまり，スポーツは，人間の運動欲求から起こる遊戯を組織的に高度に構成して，社会的に一定の型として認められた運動であり，遊戯的な一面はもっているが，単に走ったり，跳んだり，投げたりするだけでなく，公正で厳粛な規定のもとに競争するものを，総称している．とくに競技スポーツでは，より厳しい身体活動と高いレベルの技術が要求されている．また，スポーツの社会では，規則を守って公正に競い，相手を尊重してベストを尽くすことが繰り返されるので，体育では，このスポーツのもつ価値観や闘争，努力が人間形成への重要な要素として扱われている．

b．スポーツの種類

スポーツがどのようにして起こり，広まってきたのかということから，スポーツを分類してみると，①バドミントンやゴルフ，サッカー，ホッケー等のように，子どもや大人の間で行われていた素朴なあそびが近代になって組織的に行えるようになったもの，②陸上競技や水泳，ボート，ヨット，スキー，魚釣り等のように，人間の生活手段や生産手段として日常に行われていた運動や技術がその本来の目的から離れてスポーツ化したもの，そして，③射撃やフェンシング，柔道，剣道，弓道，馬術，レスリング，ボクシング，相撲などのように，戦闘の武技や格闘術であったものが，スポーツとして組織化されたもの，④野球やソフトボール，バスケットボール，ハンドボール，ラグビー，スケート，テニス，卓球，体操競技などのように，近代社会の要求にこたえて新たにスポーツとして創案され，組織化されたもの，の4種類に大きく分けられる．

c．スポーツの効果

1）身体的効果

スポーツは，大筋肉活動を通して実践される全身的な運動であるため，適度に行われると，身体の成長発達が助長され，筋力や持久力，瞬発力，調整力などが発達するとともに，器用さや機敏さ，正確さ，速さ，美しさ，バランス能力などの獲得に大いに役立つ．

2）知的効果

その場の状況を観察・分析し，次の動きをすばやく推理・予測して，自分自身の動きを決め，しかも，その動きが正確に速くできなければならず，スポーツの内容が複雑になればなるほど高度な知的作用が必要となるので，スポーツの実践は，知的面の育成にもつながる．

3）情緒的効果

スポーツでは，活動の喜びや活動を通しての悲しみ，向上のための苦しみ等の感情や情動が伴う．これらの感動や情緒の経験を通して，スポーツを実践する者の情緒の安定を図り，マイナスに働く激情に支配されない感情と，美しく豊かな人格の形成に役立つ．これがマナーとして，社会性の向上につながっていく．

4）社会的効果

スポーツには，対人関係の相手が必要なものと，相手がいなくとも一人で楽しむことのできるものとがあるが，対人的かかわりがあり，人との関係によって成り立っている中では，相手や仲間と技を競って楽しみ，喜び，助け合い，人間性を高めていくので，社会的性格の形成にも役立っている．

5）精神的効果

スポーツでは，より高い水準を目指して，自己に負けないように鍛錬し行動するという点では，楽しみやスリルがある．したがって，スポーツにおける技術は，合理的な研究や精神的な努力があってこそ，上達するものである．

広く多くの人々にスポーツの意義や役割，その効果について正しい理解を求めていくことが，今まで以上に大切になるであろう．

3.3.3 レクリエーションとは

レクリエーションとは，回復とか，元気再新という意味のラテン語「recreatio」からきたことばであるが，今日では，疲労している状態から良好で正常なコンディションを回復すること，あるいは，仕事の後で力や気持ちを刷新することとして，一般に使用されている．

つまり，レクリエーションとは，仕事や勉学などの勤めに必要な時間以外の余暇を使い，そのこと自体を楽しむことに目的があって，自発的な活動であること，さらに，活動の結果が心身に害を与えず，疲労回復や気分転換となり，健康に役立つものであることがレクリエーションといえる．今日，レクリエーションには，ゲームやスポーツ，ダンス，演劇，読書，鑑賞，創作活動，音楽，工作，旅行など多くの活動が含まれている．

レクリエーションの効果をみる観点には，疲労回復だけでなく，気分転換や楽しさの確保，体験の結果生じる充実感や満足感，達成感など，情緒の改善も含まれると考えられる．これらの内容を，的確かつ簡潔に把握する調査票として「レクリエーション効果チェックリスト（表3.3）」[16]に紹介しておく．

この調査票は，活動の結果，どの程度の疲労回復効果が得られたか，5段階で評定するものである．具体的には，活動前の状態と比較して，効果のない場合を0点，少し良いを＋1点，大変良いを＋2点，やや悪いを－1点，大変悪

表3.3 レクリエーション効果チェックリスト

○印をつけて下さい.	大変良い	少し良い	変化なし	やや悪い	大変悪い
1 楽しかったですか？					
2 気分がよくなりましたか？					
3 充実・満足しましたか？					
4 達成感が得られましたか？					
5 精神的な疲れがとれましたか？					
6 からだの疲れがとれましたか？					
7 からだの調子がよくなりましたか？					
8 肩や首のこりがとれましたか？					
9 今日はぐっすり眠れそうですか？					
10 食事がおいしく食べられそうですか？					

（前橋　明・服部伸一：レクリエーションの効果に関する研究（II）―レクリエーション効果チェックリストの試案と疲労自覚症状調査との関連―，倉敷市立短期大学研究紀要 **28**, 1998）

いを－2点という基準で，合計得点を算出したものを，「レクスコア」としている．

3.4　トレーニング理論と運動処方

　2.2.3項で述べたように，体力は行動体力と防衛体力に分けられ，そのうち，行動体力には，① 行動を起こす能力，② 行動を持続する能力，③ 行動を調整する能力，などがある．単に体力を向上させるといっても，どの要素の体力を向上させるのかによって，トレーニングの行い方は異なる．

3.4.1　トレーニングの五大原則

　トレーニングを行う上で，以下の5つの原則を考慮し，計画的にトレーニングを実践しなければ十分な効果が期待できない．

- **全面性の原則**　　運動を遂行する上で，運動種目が偏ったり，単発的な要素が強くなったり，部分的な個所のみをトレーニングするといった内容は避けることが大切である．

- **意識性の原則**　どの部分をトレーニングし，鍛えているのかを意識して行った方が，より効果が期待できる．目的が達成されているかを明確に確認すること．
- **反復性の原則**　何度もくり返し実行することが必要である．反復練習により，技術の習得が可能となる．トレーニング効果は，1日や2日では期待できない．運動の実行−運動の修正−実行−修正をくり返すうちに，自分がイメージした運動が少しずつ可能となる．
- **個別性の原則**　個人の特徴や個々の能力，個人差を十分に考慮して運動プログラムを実行することが大切で，その際，個々に合った運動の量や質である内容と種類を選定することである．
- **漸進性の原則**　体力やテクニックの向上とともに，少しずつ運動の強度や量，レベル等を漸進的に高めることが大切である．同じことの連続では，飽きてしまい，効果が期待できない場合がある．プログラムの内容を段階的に計画し，内容を変化させる等，さまざまな創意工夫が必要である．

3.4.2　運 動 処 方

トレーニングを実行する際，ただ回数を多く実践すれば結果が期待できるというものではない．間違った内容やトレーニングが過度になりすぎれば，効果は期待できるどころか，ケガをするといった逆効果になってしまうため，十分な注意が必要である．どのような運動をどう選択し，どれくらいの頻度で実施すれば，安全で効果が期待できるのかを理解して行う必要がある．運動処方とは，そのための運動プログラムを作成することである．

まず，メディカルチェックと体力テストを行い，自分の能力がどの程度なのかを把握するとともに，個人の身体的な特徴や健康状態を加味した，運動処方に基づいた運動プログラムを実施する必要がある．そして，トレーニングを実施する際は，準備運動と整理運動を必ず行い，体調のチェックも入念に行うこと．また，季節によって服装やシューズにも注意を払い，十分な水分補給を心がけること．水分補給は，一度にたくさんの量を摂取するのではなく，幾度にも分け，こまめに取ること．運動前に 200〜300 ml を目安に摂取し，汗の量にあわせて 200ml 程度ずつ摂取すること．のどが渇いたなと感じたときに

は，すでに脱水症状の初期状態であるため，良いコンディションを維持しようとするならば，早め，早め対応が重要である．

3.4.3 超回復

トレーニングを行って効率よく体力を向上させるためには，休養を十分に考慮する必要がある．筋力アップを目的とするトレーニングは，毎日行うのではなく，週3日を目安に，1日トレーニングしたら翌日は休みをとることが望ましい．ただし，日によって部位を分けて行う場合は，別である．

では，なぜ休養が必要なのか．一般的にトレーニングを行うと，エネルギーが消耗し，一時的な体力が低下する．筋力も同様で，筋肉が疲労し能力は低下する．一方，体力が元の状態に戻ろうとすることを回復と呼ぶ．体力の低下が一定水準以上である場合，十分な休息を取れば，回復後に体力はもとのレベル以上に向上する．この現象を「超回復」（図3.8）といい，最も効果的に筋力を肥大させるためには，トレーニング後，24〜48時間ほどの休養をとることが望ましい．

筋肉は，筋繊維と呼ばれる糸のような束で構成されている．この筋繊維は，大きく分けると，赤筋と白筋という2種類からなり，それぞれ役割が異なる．赤筋は，「遅筋」と呼ばれ筋肉が収縮するスピードは遅いが，スタミナである持久性に優れている．白筋は，「速筋」と呼ばれ，素早く動き，パワーがある．この赤筋・白筋の筋繊維の構成割合は，人によっても違い，また部位によっても異なる．例えば，腹筋やふくらはぎの筋肉は，赤筋の占める割合が多いため，比較的回復が早い．

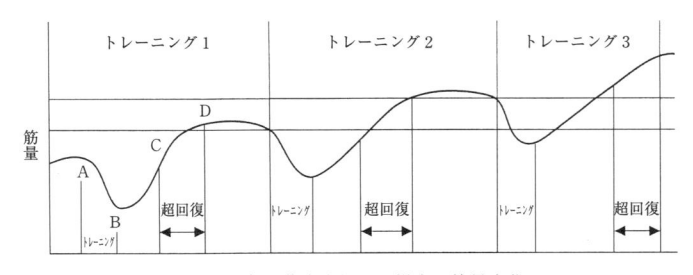

図3.8 超回復を利用した場合の筋量変化
（メディカル・フィットネス協会監修：スポーツ指導論，嵯峨野書院，2002）

筋力トレーニングを行うと，筋繊維は破壊され，回復期を経て，破壊される前より少し太い筋繊維へと修復される．つまり，トレーニング実行直後は，筋繊維の破壊が生じるため，トレーニング前より筋肉量は減少するが，適度な休養によって修復され，さらに超回復が起き，修復を重ね，トレーニング前よりも大きな筋肉がつくのである．

したがって，筋力を増強させるためには，超回復を有効に利用することが極めて重要となる．一定の休養を取らずに毎日筋力トレーニングを実施すれば，筋繊維の破壊をくり返し，筋量は減少していく．逆に，休息時間を取り過ぎてしまった場合も，筋量は減少していく．

3.4.4 シェイプアップ

一般的にダイエットとは，健康増進や体重調節のために低カロリー・低塩分などの制限を加えた食事法のことであるが，ここでは，筋肉を引き締めて理想的な状態に近づけるシェイプアップについて述べる．シェイプアップのためのトレーニングは，「低負荷高回数」が基本である．

では，なぜ低負荷高回数が基本なのか．私たちが安静時に，消費されるエネルギーを，基礎代謝量といい，筋肉や内臓の機能を維持するのに消費されるカロリーである．この基礎代謝量を上げれば，消費カロリーが増加するのため，太りにくい体質になる．身体の組織の中で，最も消費カロリーが高いのは筋肉なので，筋肉を鍛えて筋量を増加させれば，安静時にカロリーをたくさん消費する．また，その筋肉を使う場合は，少ない筋肉を動かせるより，大きな筋肉を動かせる方が，よりエネルギーが必要となる．

しかし，シェイプアップを考えるとき，ただ単に，筋量を増やせばいいかというとそうではない．筋肥大を望まない筋力トレーニングは，主に赤筋を中心に鍛える．赤筋は，持久性に優れた筋肉であるため，低負荷で多い回数を設定し，ゆっくり持久的な筋肉を中心に刺激すればよい．赤筋は，鍛えても筋肥（膨張）しにくいため，とくに女性が筋力トレーニングをする場合は，低負荷で高回数のシェイプアップトレーニングを勧める．一方，筋肥大を目的とする場合は，高負荷低回数で10回程度行うのが限界である強度のメニューを，1度のトレーニングで各部位，3〜5セットを目安に行うとよい．

3.5 運動と疲労

3.5.1 疲労とは

運動を長い間続けていると，だるさや脱力感が現れ，気力の減退や作業能率の低下が起こる．そして，次第に力が発揮できなくなっていく．この現象を，「疲労」と呼んでいる．一般に疲労とは，「運動や作業，心労などによって，客観的には生理機能が低下し，結果として，作業能率の低下がみられ，自覚的および他覚的に多くの症状が出ること，また主観的には，疲労感として自覚される状態」を指しており，一定の休養後に軽減，または消失することをいう．

疲労を分類すると，身体疲労と精神疲労，急性疲労と慢性疲労，局所疲労と全身疲労，生理的疲労と病的疲労などに分けられる．身体疲労は，心身の活動を過度に行った結果，身体諸器官の活動性が低下した状態をいい，精神疲労は，精神の興奮性が弱まった状態をいう．どちらも，疲労を生じると，まず運動の質が低下し，続いて運動の量が低下していく．また，急性疲労は，主として筋疲労で，一夜の睡眠，多くとも数日の休養で完全に回復するものを指し，慢性疲労は，原因が肉体疲労であっても症状としては精神的因子の強いものが多く，時には，各組織に種々の病的変化を伴う．したがって，機能的にも障害が慢性化して現れる．局所疲労は，特定の筋や関節を主に使うため，その部分だけが疲れることをいうが，全身疲労では，全身的な作業によって，身体全体に及ぶ疲労を指す．

3.5.2 疲労の原因

a．必須物質の消耗

長時間にわたって筋肉活動が行われると，エネルギー源の供給のために，糖類，ついで脂肪が燃焼されていく．燃焼にあたっては，とくに，糖の動員が早い．運動に際して，このエネルギー源である糖が消耗されると，運動ができなくなる．そこで，エネルギー源である糖質が不足して血糖値が下がったときに，糖の補給をすると，元気が回復する．したがって，疲労はエネルギーの消耗によって起こる．これを消耗説という．

b．疲労物質の蓄積

運動や作業によって，筋肉や血液中に乳酸や焦性ブドウ酸が生成され，蓄積して疲労が起こる．肉体作業により，筋肉中に乳酸が多くなると，組織が酸性になり，筋肉が硬化する．これを蓄積説という．

c．物理・化学的変調

体内の酸素が欠乏したり，水素イオン濃度に変調が起こったり，あるいは，カルシウムイオンやカリウムイオンが不足すると，疲れる．このように，体液の性状が変化して恒常性が乱れるために疲労が起こるという説を内部環境変化説という．

d．調節機能の失調

体内の恒常性を維持する働きは，自律神経系や化学物質によって自動的に調節されている．しかし，精神的または身体的な負荷が大きい場合には，生体の内部環境の変化が著しく，自動調節機構が崩れて疲労が起こるという，調節機能失調説がある．

3.5.3 スポーツや運動に現れる疲労

a．運動と症状

スポーツや身体運動後には，局部的な筋肉の疲労だけでなく，全身にも疲労が現われる．その主な症状例を，以下に列挙する．

- 顔色が悪くなる
- 元気がなくなる
- 頭痛や腰痛を訴える
- 息切れや動悸がする
- 脱力感が強くなる
- 筋力が低下する
- 肩こりや筋肉痛を訴える
- 筋肉がけいれんを起こしやすくなる
- 動作が乱れて，からだが思うように動かない
- 平衡性が悪くなる
- 気分がいらいらして，腹立ちやすい
- 注意力が散漫になる
- 不眠を訴える
- 食欲が減少する
- 体重が減る

人間は，休息によって回復するような軽い疲労でも，以上の疲労感を敏感に自覚することができる．そして，疲労が蓄積されると，運動意欲や作業意欲も減少し，休息を求めるようになるが，これは，疲労から病的状態への移行を防

ぐ警報でもある．一方，疲労は自覚することができても，作業能率や生理機能の低下がみられるとは限らない．したがって，運動選手は，とくに一般の疲労症状や自覚症状を知り，疲労判定法や疲労の回復法について，十分な知識をもち，日常の練習に活用しなければならない．

b．運動と尿

現在，泌尿系に関した疲労をみる場合や一過性運動による急性疲労をみる場合に，運動前後に採尿して，その量的変化と質的消長を確認し，疲労度判定に利用している．

1）尿量

尿量は，1日男子 1500～2000 ml，女子 1000～1500 ml で，1日 500 ml 以下，3000 ml 以上の尿量は，一般に病的とみなされている．もちろん，尿量は，季節や飲水量，発汗によって異なるが，多飲多食によって増え，発汗や運動によって減少するのが普通である．

また，昼間の尿量は，夜間の尿量の 2 倍以上で，夜間の尿量が 500 ml 以上かつ，比重が 1.018 より低いものを夜間多尿といい，腎疾患が疑われる．1日の尿量が 400 ml 以下になることを乏尿といい，逆に，尿量が増すことを多尿という．多尿は，水分の摂取過剰のほか，糖尿病や慢性腎炎などでみられる．寒いときに尿量が増すのは，皮膚の毛細血管が収縮し，腎臓の血流量が増加するためである．

2）運動と尿量

長時間の運動では，発汗により水や電解質の喪失が起こり，交感神経の緊張により腎血流量が減少するため，尿量が減少する．つまり，運動時や暑熱とか発汗時には，血中に抗利尿ホルモン（ADH）が多く分泌され，尿量が減る．逆に，水を飲んだときや，とくにアルコールを飲んだときには，ADH の分泌が抑制されるため，多尿が起こる．

一方，乳幼児の水泳教室開始前や学生の受験前などに，少ない尿量でも尿意を催すことがよく見かけられるが，これは，精神的興奮により膀胱壁が過敏になっているからである．

したがって，尿量は，激しい運動時には減少し，休息に入ると増し，その後，回復する．また，蓄積疲労により，減少傾向を示し，回復とともに増大に

向かう．

3）運動と口渇

運動を行うと，口の渇きを訴える．水分摂取の調節は，口渇と飲水によって営まれ，口渇のおこりは，視床下部の口渇中枢における細胞の脱水によって発現する．口渇は，水分欠乏に応じて強まり，強い衝動として飲水行為を起こす．平均体重の2％程度の水が失われると，口渇が現れ，6％以上の脱水を起こすと耐えられなくなり，探し求めて飲水を起こすようになる．

4）尿成分

尿の成分は，水が95％で，残りの5％が固形物である．すなわち，1000 ml の尿の中で固形成分は50 gであり，その中の半分は尿素である．異常の成分として，タンパク質，糖，胆汁色素，アセトン体，赤血球，白血球円柱などを尿中にみることがある．

なかでも，タンパク質は，通常，健常人の尿には含まれておらず，出現すれば，「タンパク尿」という．このタンパク尿は，腎臓，膀胱疾患のときに現れるが，健康者でも過激な運動や精神感動，熱い湯の入浴，月経前などに少量ではあるが一過性のタンパク尿をみることがある．これは，病的なものではないので，生理的タンパク尿という．なお，幼少年者が長時間立位姿勢をとっていてタンパク尿の出現をみることがある．これを，起立性タンパク尿という．

急性疲労の場合，尿タンパクは運動中ほとんど発現しないか，極めて軽度である．運動後10〜20分尿でタンパク発現は著しくなり，比較的短時間で消滅する．したがって，発現時間の長い程，運動の強度が大きいといえる．一方，慢性疲労の場合，安静時尿でも，タンパク質は認められる．これは，疲労の回復とともに消滅する．

5）尿の性状

正常な尿の色は，淡黄ないし黄褐色で，尿量が減少すれば濃くなり，増加すれば薄くなる．この色は，ウロクロームに基因する．尿の水素イオン濃度（pH）は，通常 5.1〜7.4 の間を動揺し，正常尿は，通常弱酸性であるが，高度な疲労によっては酸性に傾く．一般に多量の肉食後は酸性に傾き，植物性食餌のみをとると，アルカリ性に傾く．ちなみに，pH＜7の場合を酸性，pH＝7を中性，pH＞7の場合をアルカリ性としている．

3.5.4 疲労の検査

疲労は，測定することが難しいので，自覚症状調査や作業能率検査，生理神経検査などを多面的に行い，総合的に判定することが大切である．疲労の程度を判定することができれば，その回復をはかるのに都合がよい．

a．自覚症状調査

運動負担の問題点を取り出そうとするとき，疲労感が重視される．しかし，疲労感はあくまでも主観的で個人差がある．したがって，疲労感をどう計量するかということが，疲労研究にとっての課題であろう．

疲労感の構造をみていこうとする流れの中で，従来から疲労自覚症状しらべが使われている．つまり，疲労感は，足がだるいとか，頭が重いとか，いらいらするといった個別の自覚感を総合して感じるものであるから，調査にあたっても，個々の自覚内容に分解して調べ，それをまとめた形で疲労感の計量におきかえようとするものがある．この方法の良い点は，より確かな答えが聞きだしやすいことと，その回答を手がかりにして疲労感の構造を分析していけるという2点にある．

そこで，これまでの長い間，産業衛生・医学・心理・教育の領域において使用されてきた「産業疲労研究会による疲労自覚症状調査」（表3.4）ならびに「児童版疲労調査」（表3.5），「幼児版疲労調査」（表3.6）を紹介する．まず，産業疲労研究会の疲労自覚症状調査は，Ⅰ群「ねむけとだるさ」，Ⅱ群「注意

表3.4 疲労自覚症状しらべの調査項目

Ⅰ群：ねむけとだるさ	Ⅱ群：注意集中の困難	Ⅲ群：局在した身体違和感
1　頭がおもい	11　考えがまとまらない	21　頭がいたい
2　全身がだるい	12　話をするのがいやになる	22　肩がこる
3　足がだるい	13　いらいらする	23　腰がいたい
4　あくびがでる	14　気がちる	24　いき苦しい
5　頭がぼんやりする	15　物事に熱心になれない	25　口がかわく
6　ねむい	16　ちょっとしたことが思い出せない	26　声がかすれる
7　目がつかれる	17　することに間違いが多くなる	27　めまいがする
8　動作がぎこちない	18　物事が気にかかる	28　まぶたや筋肉がピクピクする
9　足もとがたよりない	19　きちんとしていられない	29　手足がふるえる
10　横になりたい	20　根気がなくなる	30　気分がわるい

（産業疲労研究会）

3.5 運動と疲労

表3.5 児童用疲労自覚症状しらべ（21項目用）

Ⅰ群：ねむけとだるさ		
1	全身がだるい	からだがだるいですか？
2	足がだるい	足がだるい？
3	あくびがでる	あくびがでますか？
4	頭がぼんやりする	頭がボオーとしますか？
5	ねむい	ねむいですか？
6	目がつかれる	目がつかれますか？
7	横になりたい	寝ころびたい？
Ⅱ群：注意集中の困難		
8	いらいらする	いらいらしますか？
9	気がちる	気がちっておちつかないですか？
10	物事に熱心になれない	何かしても、すぐにあきますか？
11	することに間違いが多くなる	することに間違いが多くなった？
12	物事が気にかかる	ちょっとしたことでも気にかかりますか？
13	きちんとしていられない	きちんと、じっとしていられませんか？
14	根気がなくなる	一生懸命、やる気がなくなっている？
Ⅲ群：局在した身体違和感		
15	頭がいたい	頭がいたいですか？
16	いき苦しい	息をするのが苦しい？
17	口がかわく	口がかわいていますか？
18	声がかすれる	声がかすれる？
19	めまいがする	頭がくらくらしますか？
20	手足がふるえる	手や足がふるえますか？
21	気分がわるい	気もちがわるいですか？

（前橋 明・緒方正名：児童用疲労自覚症状しらべの作成, 川崎医療福祉学会誌 **3**, 1993）

集中の困難さ」、Ⅲ群「局在した身体違和感」の3群に分かれており、各群とも10項目ずつから成る．各項目で該当する自覚症状があれば、チェックして作業前後の訴えを比較し、判定するものである．

次に、前橋・緒方が作成した、21項目からなる「児童用の疲労自覚症状しらべ」を紹介する．先に紹介した自覚症状しらべは成人用であるため、それらの調査項目をそのまま児童の疲労調査に使うことはできない．そこで児童にとって意味のわかりにくい項目や児童が大人と違い普段訴えないような症状、実際に聞いても仕方のない項目、他の良い聞き方などを中心に検討を加え、21項目を精選したものである．

この調査票を実際に使用し、合計得点を疲労スコアとして、月曜日から土曜日までの学校生活時間内の疲労の変化を図示したのが図3.9である．近年、夜

3. 運 動 と 健 康

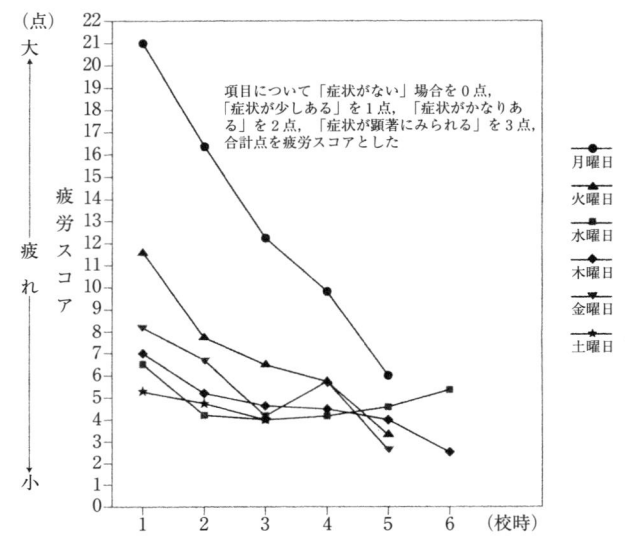

図3.9 学校生活時における小学6年生の疲労スコアの変動

項目について「症状がない」場合を0点，「症状が少しある」を1点，「症状がかなりある」を2点，「症状が顕著にみられる」を3点，合計点を疲労スコアとした

凡例：月曜日、火曜日、水曜日、木曜日、金曜日、土曜日

図3.10 健康しらべ

型の子どもが多く，午前の授業中は眠くてだるく，多くが疲労感を訴えている．疲労の訴えが最も多いのが，登校時（始業前）である．そんな子どもたちが，1日の中で活動しやすいのは，疲労感の訴えが最も少なくなった放課後である．これでは，子どもたちが学校の生活時間内で学習効果を上げようとしても，本当に難しい．保護者の責任において，子どもの生活リズムを整えて，学校に送り出したいものである．また，1週間のうちでは月曜日に疲労の訴えの多いのが特徴である．参考までに，項目数をより精選して15項目に絞った疲労調査票を，図3.10で示した．

また，幼児の疲労についても，幼児にとって質問が理解しやすく，また，幼児の様子を観察して疲れの様子が的確に把握しやすい調査票作成の必要性を痛感し，「幼児版疲労症状チェックリスト」（表3.6）を作成した．幼児用の調査項目は10項目で，このうち，観察によりチェックする項目は4項目，幼児から聞いてチェックする項目は6項目である．

子どもは，大人に比べ，未だ身体の組織が未熟で，たくさんのエネルギーを成長のために使うため，運動すると，早く疲労する傾向があるが，子どもの疲れの実感は大人にはなかなか理解されない．

表3.6　幼児の疲労しらべ

名前＿＿＿＿＿＿　（　歳）男・女
月　日（　曜日）　きのう寝た時間（　時　分ごろ）
　　　　　　　　　けさ起きた時間（　時　分ごろ）
　　　　　　　　　睡眠時間（　時間　分）

該当する子どもの様子に○印をつけてください．

#	症状の項目	〔午前9時頃〕症状の有無	昼食時〔正午頃〕	〔午後3時頃〕	〔午後4時30分頃〕
		無　有　多有　ない　少し　かなり　顕著　ある　ある　0　1　2　3	ない　少し　かなり　顕著　ある　ある　0　1　2　3	ない　少し　かなり　顕著　ある　ある　0　1　2　3	ない　少し　かなり　顕著　ある　ある　0　1　2　3
	幼児の様子を観察してチェックして下さい				
1	あくびがでている				
2	物事に熱心になれないようである				
3	物事が気にかかるようである				
4	きちんとしていられない				
	幼児から聞いてチェックして下さい				
5	全身がだるい（からだがだるい？）				
6	ねむい（ねむい？）				
7	横になりたい（寝ころびたい？）				
8	頭がいたい（頭がいたい？）				
9	手足がふるえる（手や足がふるえる？）				
10	気分がわるい（気持ちが悪い？）				

また，近年，社会体育やスポーツ少年団が普及し，運動する機会が増えたのはよいが，勝利志向や過密化されたスケジュールの中での過度な運動負担が，現実，子どもたちの心身にマイナスの影響を与えている場合がでてきたので，子どもに適した運動条件の設定や改善のために，子どもたちの疲労感を見直し，重視していくことは不可欠といえる．

b．作業能率検査

作業能率検査は，練習効果があり，被検者の意思が影響しやすいものの，特別な機器が不要で手軽にできる．1位の数字を2個ずつ加え，1桁の数字を記入していくクレペリン検査や，色名を呼称し，100個を読み終わるまでの時間を測定する連続色名呼称検査がある．

c．生理機能検査

生理機能検査は，生理諸機能の変化によって疲労を判定しようとするもので，唾液検査や尿蛋白検査などの生化学的検査，2点弁別閾検査やフリッカー検査のような感覚機能検査，筋力や腱反射のような筋系機能検査がある．

フリッカー検査は，点滅する光と連続光に見える境界を調べ，ちらつきの回数（c/s）が作業前に比してどれだけ低下したかをみて，疲労の有無や程度を判定しようとするもので，教育・医学分野での利用が多い．フリッカー検査では，低下率が5％より大きい場合を疲労としている．また，測定は，発光ダイオードで矩形波の間隔が漸次大になるときの臨界融合点をみる．フリッカー値は，大脳の活動レベルを示すもので，主として精神疲労の検査に適しているが，身体疲労の検査の場合でも中枢神経の疲労を伴うので応用されている．なお，現在，幼少児用のフリッカー測定器（早稲田大学・ヒロボー株式会社共同開発）が開発され，保育・教育現場で使用されている．

また，握力や背筋力，脚力，その他の筋力の消長は，仕事量の消長と関係が深いため，それらの筋系測定が疲労検査としても利用されている．急性疲労では，一時筋力は衰える場合が多いが，蓄積疲労の初期には若干の筋力の増進が認められ，その後は著しく低下し，疲労の脱却で回復する傾向を示す．局所筋疲労の場合，運動後に筋力はある程度上昇するが，これが下降するようになると，疲労が発現したと考えてよい．

3.5.5 運動と過労

　疲労の生じない運動やトレーニングは，運動による効果を期待することはできない．運動の効果は，疲労とその回復を反復することにより，獲得されていくものだからである．しかし，過度に運動やトレーニングを実施すると，体力の消耗が疲労の回復を待たずして蓄積されていくので，オーバートレーニングとなり，過労状態が現れてくる．

　この過労状態になると，いくら運動やトレーニングを行っても，行う身体運動が単にエネルギー消費のみに終わっていく．また，いろいろな精神的・肉体的な病的状態も生じてくる．例えば，不眠や食欲減退，血尿，嘔吐，自律神経失調症，体重減少，いらだち等である．

3.5.6 疲労の予防と回復

　疲労すると，感覚が鈍り，判断の誤りが多くなる．また，物忘れをしたり，不注意になりやすく，眠気を催すので事故の危険性も増加する．

　疲労の回復にあたっては，原因に応じた回復法を行わないと，効果が上がらない．例えば，身体疲労には，入浴やマッサージ，栄養補給，十分な睡眠が良いし，一方，精神疲労には，睡眠のほか，軽いスポーツやレクリエーションが効果的である．また，長時間にわたって同じ姿勢を保つような作業では，全身の血行をよくするために軽い体操や休息が適している．

　しかし，最もよい疲労の回復法は休養であり，睡眠はどんな程度の疲労にも必要な回復法である．人間が健康であれば，身体内の自然の調節によって，適度の休養をとれば疲労は回復する．とはいっても，安静が必ずしも適切な疲労の回復法ではないこともあり，軽い体操やちょっとした運動が，疲労回復の効果をもたらす場合が多々ある．

　神経性の疲労には，睡眠によって，大脳作用に十分休息を与えることが大切である．睡眠によって，中枢神経系の機能が停止し，内臓諸器官の機能も減退するので，この間に疲労による障害が除かれるのである．

3.5.7 疲労対策

a．休養と睡眠

　急性疲労は，短時間の休息で回復できるが，完全に静止状態になる休息よりも軽い運動や体操などによる積極的な休息をとる方が，疲労からの回復を早める．また，激しい運動をした後ほど，睡眠は必要であるが，睡眠の量は，時間と深さで考えなくてはならない．そこで，睡眠を確保して日常のよいリズムを保つことが大切である．

b．消耗物質の補給と栄養の摂取

　運動により失われた物質は，食事によって補給され，エネルギーを補充する．運動後に生じる疲労には，消化吸収の速い糖分をとるとよい．これにより，血糖値が正常にもどり，疲労感は薄らぐ．また，激しい運動の場合には，良質の蛋白質をとるとよい．また，糖分を酸化したり，乳酸をグリコーゲンに還元するためには，ビタミンが必要である．筋肉や血液が酸性に傾いている場合は，アルカリ性でカルシウムの多い牛乳や野菜，海草をとるとよい．また，前もって脂肪性の食品をとっていると，力の持久性に優位である．なお，発汗や排尿によって消耗した物質を補給するためには，水分や食塩のほか，無機質としてのNa，P，Ca，ビタミンB_1，Cが必要である．

c．疲労性物質の除去

　体内の疲労性物質といわれる乳酸を早く酸化させるためには，多くの酸素を取り入れる必要がある．とくに運動量のある激しい運動では，酸素が体内で不足するので，深呼吸や急速な呼吸によって，空気中の酸素を多量に取り入れることが大切である．

　マッサージや軽い体操，入浴は，血行を促進させて，代謝物質を排除し，筋肉の緊張をやわらげるため，疲労性物質を除去するのに効果的である．とくに，マッサージは，末梢部から心臓に向かって行い，圧刺激が筋肉の緊張をほぐし，血液，リンパ液の還流を促し，代謝産物を排除するのに役立つ．また，サウナや温水と冷水による交互浴は，血行をよくし，疲労回復の効果がある．

d．運動のバランス

　運動内容や時間などの全体のバランスを考えて，局所疲労をもたらすような運動の偏りをなくすことが大切である．

【文　　献】

1) 内閣府：国民生活に関する世論調査，2004．
2) 内閣府：体力・スポーツに関する世論調査，2004．
3) 文部科学省生涯学習政策局調整企画課：平成14年度社会教育調査，2002．
4) 文部科学省保健体育審議会：スポーツ振興基本計画の在り方について―豊かなスポーツ環境を目指して―，2000．
5) 前橋　明編著：幼児の体育，明研図書，1988．
6) 前橋　明・高橋ひとみ・藤原千恵子ほか：子どもの健康科学，明研図書，2000．
7) 保健体育審議会答申，1997．
8) 堺　賢治：生涯スポーツ試論，愛媛大学教育学部保健体育研究室論集 4，1980．
9) 文部科学省生涯学習政策局：学校基本調査，2002．
10) 森川貞夫：生涯スポーツのすすめ，共栄出版，1987．
11) 武藤芳照ほか編：中高年のスポーツ医学，南江堂，1997．
12) 日本医師会編：健康運動のガイドライン，1994．
13) 内閣府：平成16年高齢社会白書，ぎょうせい，2004．
14) 薗田碩哉：高齢者スポーツの課題と展望，体育科教育 37(7)，1989．
15) 島田裕之：シンポジウム「行政の取り組み」，日本健康行動科学会第2回学術大会，2003．
16) 服部伸一・前橋　明：活動前の疲労度別にみたスポーツ活動の効果について，レジャー・レクリエーション研究 44，11-18，2001．

4. 食生活と健康

4.1 食生活の現状

　わが国の国民健康・栄養調査とは，国内の一定数の世帯（平成14年度は4246世帯，対象者数11491名）を対象に，1日の食事状況を調査し，その調査サンプルの"平均"を示したものである．

　現在，"肥満"と"やせ"という言葉が頻繁に耳にされるように，日本人の栄養状態は二極化の傾向が強まっている[1-3]．男性肥満者の割合は，30歳以上で明らかな増加傾向がみられ，各年代で約30%に達している（図4.1(a)）．女性肥満者の割合は，30歳以上59歳未満で減少傾向がみられるものの，60歳以上では逆に増加傾向がみられ，男性と同じく約30%を占めている（図4.1(b)）．一方で，20代女性のるいそう（羸痩）者の割合が著しく増加しているの[3]は，特筆すべきことである（図4.1(c)）．このように，男性では各年代で適正体重維持率が低下していること，女性では若年層で適正体重維持者の割合が減少していること等から，日本人の栄養状態の二極化はますます進行すると予想される．

　ここで摂取エネルギー量・摂取栄養素量の年次推移をみると[1-4]，摂取エネルギーは減少傾向にある（表4.1）．摂取エネルギーの減少は，三大栄養素のうち主に炭水化物の摂取が大きく減少していることに起因し，脂質およびたんぱく質の摂取量にさほど大きな変化はみられない．また，食品分類別でみると[1-4]，米類の摂取減少が顕著であり，1975（昭和50）年を100%とすると，

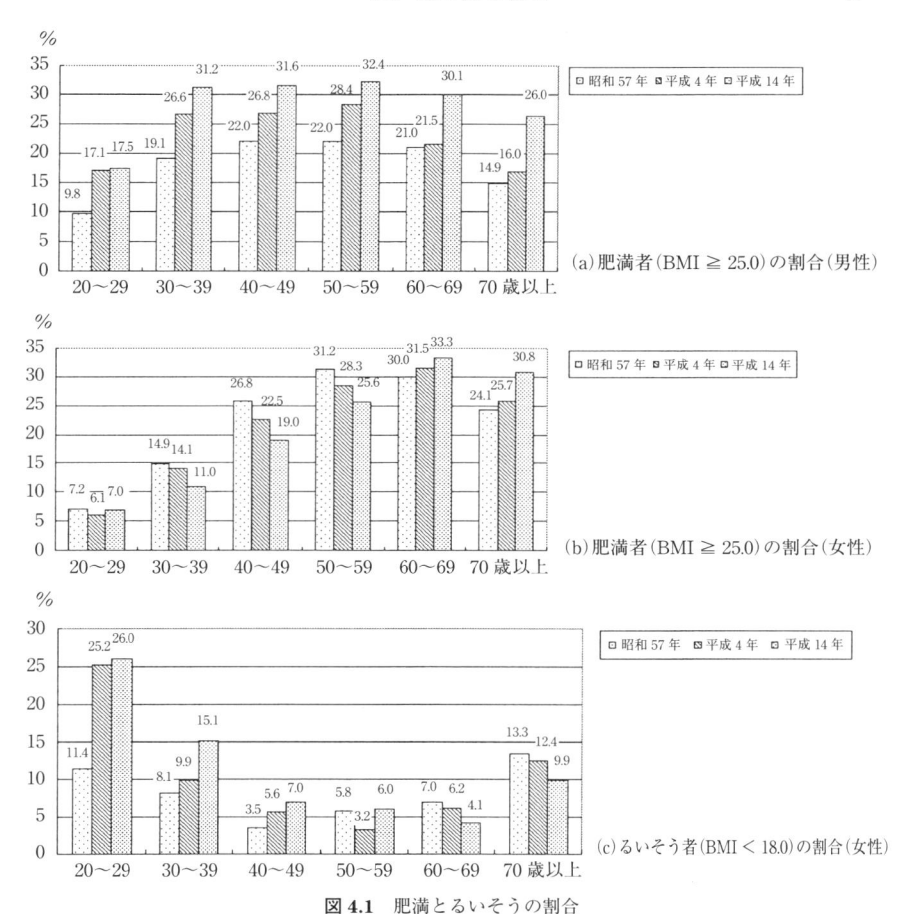

4.1 食生活の現状

図 4.1 肥満とるいそうの割合
(厚生労働省：平成 14 年国民健康・栄養調査, 2002)

(a) 肥満者（BMI ≧ 25.0）の割合（男性）
(b) 肥満者（BMI ≧ 25.0）の割合（女性）
(c) るいそう者（BMI ＜ 18.0）の割合（女性）

2000 年には 65％にまで低下している．これは，主食である米の摂取減少，つまり，1 回の食事で摂るデンプン質由来の糖質エネルギー量が減少していることを示している．また，従来は間食やデザートとして食されてきた果物の摂取量が減少し，調味嗜好飲料（清涼飲料，アルコール等）の摂取量が増加している．持続性のある糖質の補給量が低下したために食間の体内エネルギー保持量が低下し，単糖・二糖類中心の嗜好飲料で補給する，あるいは飲酒の機会や量が増えたために食事で摂る米飯の量が減る等，食生活の変化が窺える．

表 4.1 国民栄養調査における1人1日当たり栄養素等の摂取量（年次別）

栄養素	平成2年(1990)	平成5年(1993)	平成6年(1994)	平成7年(1995)	平成8年(1996)	平成9年(1997)	平成10年(1998)	平成11年(1999)	平成12年(2000)	平成13年(2001)	平成14年(2002)
エネルギー (kcal)	2026	2034	2023	2042	2002	2007	1979	1967	1948	1954	1930
たん白質 (g)	78.7	79.5	79.7	81.5	80.1	80.5	79.2	78.9	77.7	73.5	72.2
うち動物性 (g)	41.4	42.2	42.5	44.4	43.1	43.9	42.8	42.3	41.7	39.9	39.0
脂質 (g)	56.9	58.1	58.0	59.9	58.9	59.3	57.9	57.9	57.4	55.3	54.4
うち動物性 (g)	27.5	28.3	28.5	29.8	29.3	29.7	29.2	29.0	28.8	27.2	27.2
炭水化物 (g)	287	285	282	280	274	273	271	269	266	274	271
カルシウム (mg)	531	537	545	585	573	579	568	575	547	550	546
鉄 (mg)	11.1	11.2	11.3	11.8	11.7	11.6	11.4	11.5	11.3	8.2	8.1
食塩（ナトリウム換算） (g)	12.5	12.8	12.8	13.2	13.0	12.9	12.7	12.6	12.3	11.6	11.4
ビタミンA (IU)	2567	2603	2602	2840	2836	2832	2701	2803	2654	981 (μgRE)	939 (μgRE)
ビタミンB_1 (mg)	1.23	1.22	1.21	1.22	1.21	1.19	1.16	1.18	1.17	0.89	0.87
ビタミンB_2 (mg)	1.33	1.34	1.35	1.47	1.43	1.43	1.42	1.43	1.40	1.22	1.21
ビタミンC (mg)	120	117	117	135	131	135	125	129	128	106	101

（健康局：国民栄養の現状（平成12年国民栄養調査結果），2000より改変）
注：平成13年の調査よりビタミンAはレチノール当量で示されるようになったため数値は小さくなっているが，大きな減少はないと考えていただきたい．（1 IU = 0.3 μgRE）

　2002（平成14）年の国民栄養調査結果表[3]と「日本人の食事摂取基準」[6]の比較から，15歳以上から20～30歳代を中心に40歳代にかけて，①飽和脂肪酸過多，多価不飽和脂肪酸不足（肉類摂取量＞魚介類摂取量），②脂肪エネルギー比率の上昇，③食塩摂取量の過多（目標量10 g/日以下），④食物繊維摂取量の減少，⑤カリウム摂取量の減少，⑥ビタミンC摂取量の減少，⑦カルシウム摂取量の減少，そして，⑧女性の鉄摂取量が平均推定必要量を下回っていることが明らかにされている[6]．食品群別摂取量でみると，ビタミンやミネラルの給源となる野菜・果物・乳製品・豆類・海藻類の摂取量が少ない[5]．2000（平成12）年に出された「健康日本21」において，栄養・食生活改善に関係する具体的目標値が挙げられている．虚血性心疾患，脳梗塞，がん，骨粗鬆症などの積極的な予防を考えれば，適正体重の維持もさることながら，毎日の食事の内容を充実させることが必要である．

　運動が身体への物理的刺激とすれば，食事は身体構成に必要な材料の供給である．正しい食生活は，健康的な生活を維持するために不可欠なものである．個々人が，食生活の見直しを長期的視点に立って考察する必要がある．

4.2 日本人の食事摂取基準，食生活指針

4.2.1 生活の質の向上と栄養

「食」とは，文字通り「人が良くなること」である．ところが，現状は食に満たされ，病に悩んでいる．飽食の時代だからこそ，心身ともに健康な毎日のために正しい食生活を見直したい．

国民の健康増進，生活の質の向上および食料の安定供給の確保を目的に文部科学省，厚生労働省，農林水産省が連携し，2000（平成12）年12月に策定された「食生活指針」[7]は，自らの生活を見つめ直し，改善に取り組むための具体的な食生活目標である．

この食生活指針は，「第六次改定日本人の栄養所要量－食事摂取基準－」[8]（以下，食事摂取基準）を基本に，「健康日本21」の具体的な実践方法として策定されたものであり，国民一人ひとりへの食生活のメッセージである．また，食事摂取基準は，健康人を対象とし，国民の健康保持・増進，生活習慣病の予防のために標準となる各栄養素の摂取量を示すもので，健康増進施策，栄養改善施策などの基本となるものでもある（2.3.3項参照）．

4.2.2 食生活指針

食生活指針は，10項目から成り，項目ごとに具体的に取り組む実践目標が示されている（表4.2）．QOL（生活の質）については，食事を楽しみ，規則正しい生活をすることである．楽しい食事は，栄養素の消化吸収に良いばかりか，心を和やかにしてくれる．また，近年，家族が少人数化し，生活時間のずれ，単身世帯の増加など，家族揃っての食事が困難になってきており，その上に残業や深夜勤務，受験などによって夜型の生活を送る人が増え，朝食を欠食する人が増加している中，一日三度の食事を規則正しくとることが重要である．規則正しい食事のリズムは好ましい生活習慣を形成し，健康につながる．

健康を増進し，生活習慣病を予防するためには，食事のバランスを保ち，穀類，野菜・果物，牛乳・乳製品，豆類，魚などを献立にうまく組み合わせ，食塩や脂肪を控えることによって適正体重を維持していくことが大切である．日

表 4.2 食生活指針

食生活指針	食生活指針の実践目標
1. 食事を楽しみましょう	・心とからだにおいしい食事を,味わって食べましょう ・毎日の食事で,健康寿命をのばしましょう ・家族の団らんや人との交流を大切に,また,食事づくりに参加しましょう
2. 1日の食事のリズムから,健やかな生活リズムを	・朝食で,いきいきした1日を始めましょう ・夜食や間食はとりすぎないようにしましょう ・飲酒はほどほどにしましょう
3. 主食,主菜,副菜を基本に,食事のバランスを	・多様な食品を組み合わせましょう ・調理方法が偏らないようにしましょう ・手作りと外食や加工食品・調理食品を上手に組み合わせましょう
4. ごはんなどの穀類をしっかりと	・穀類を毎食とって,糖質からのエネルギー摂取を適正に保ちましょう ・日本の気候・風土に適している米などの穀類を利用しましょう
5. 野菜・果物,牛乳・乳製品,豆類,魚なども組み合わせて	・たっぷり野菜と毎日の果物で,ビタミン,ミネラル,食物繊維をとりましょう ・牛乳・乳製品,緑黄色野菜,豆類,小魚などで,カルシウムを十分にとりましょう
6. 食塩や脂肪は控えめに	・塩辛い食品を控えめに,食塩は1日10g未満にしましょう ・脂肪のとりすぎをやめ,動物,植物,魚由来の脂肪をバランスよくとりましょう ・栄養成分表示を見て,食品や外食を選ぶ習慣を身につけましょう
7. 適正体重を知り,日々の活動に見合った食事量を	・太ってきたかなと感じたら,体重を量りましょう ・普段から意識して体を動かすようにしましょう ・美しさは健康から,無理な減量はやめましょう ・しっかりかんで,ゆっくり食べましょう
8. 食文化や地域の産物を活かし,ときには新しい料理も	・地域の産物や旬の素材を使うとともに,行事食を取り入れながら,自然の恵みや四季の変化を楽しみましょう ・食文化を大切にして,日々の食生活に活かしましょう ・食材に関する知識や料理技術を身につけましょう ・ときには新しい料理を作ってみましょう
9. 調理や保存を上手にして無駄や廃棄を少なく	・買いすぎ,作りすぎに注意して,食べ残しのない適量を心がけましょう ・賞味期限や消費期限を考えて利用しましょう ・定期的に冷蔵庫の中身や家庭内の食材を点検し,献立を工夫して食べましょう
10. 自分の食生活を見直してみましょう	・自分の健康目標をつくり,食生活を点検する習慣をもちましょう ・家族や仲間と,食生活を考えたり,話し合ったりしてみましょう ・学校や家庭で食生活の正しい理解や望ましい習慣を身につけましょう ・子どもの頃から,食生活を大切にしましょう

(文部科学省・厚生労働省・農林水産省:食生活指針の解説要領,2000)

本の食事様式の特徴は，主食のごはん（穀類製品）に副食の中心である主菜と付け合わせの副菜を揃えて食べることであり，この場合，いろいろな食品を摂りやすく，適正な栄養摂取量を確保しやすい．糖尿病やがん等の生活習慣病の増加が問題になっているが，野菜や果物の摂取回数が多いほどがんにかかりにくい[9,10]という研究成果が得られている．さらに，肥満は生活習慣病をはじめ，多くの疾患に関係していることが指摘されている．

地域の産物を使い調理や保存を工夫しながら無駄や廃棄のない料理を心がけることは食糧政策の観点からも重要である．日本には，正月，節句，祭り等の伝統行事に結びついた食べ物があり，日々の食事でも旬の味を大切にしてきた．このような食文化は，自然環境と深いかかわりがあり，地域の食材を日々の料理に生かすための工夫や知恵が詰まっており，この食文化を次の世代へと伝えることも私たちの大切な役割である．

食生活については，自分だけでなく，家族や仲間も含めて点検・改善していくことが大切である．健康で豊かな食生活を築いていくことは，他の人から与えられるものではなく，自ら取り組むべき課題である．また，良い食生活習慣は，子どもの頃から養われるものであり，家庭や学校，地域社会などで，豊かな食生活を実践し，学ぶ機会を作る必要がある．

食生活指針の各項目や実践目標をチェックし自分の食生活を振り返り，自分なりの健康目標を設定し，できることから実行することが大切である．この食生活指針を具体的な行動に結びつけるために，2005年4月，厚生労働省と農林水産省が「食事バランスガイド」を作成した．

4.2.3 食生活の未来

日本の食を取り巻く状況が大きく変化する中，自ら考える消費者になる必要がある．つまり，食生活の未来は個人の選択次第ということである．栄養には個人差があり，複雑な現代生活の中で食生活が多様化し，個人の栄養に偏りが目立つことから，自分の食生活は自分で管理しないといけない．

食卓を囲んでの食事は，家族団らんをはじめとして人とのふれあいを深め，親から子や孫に伝えられてきている食材の保存方法や調理などの食生活の知恵や家庭の味を伝える場でもあるので，こうした多様な機能をもつ食卓も大切に

すべきであろう．

長期的展望としては，今後食料供給が不安定になることも予想されるので，自給率の低い日本においては，食料自給率の向上を視野に入れた食生活のあり方が求められている．

食べ物の種類や食べ方が多様化する中で，気ままな欲求にしたがって食べ物や食べ方を選ぶ場合，選択肢が多いほど，食生活の形態は多様化し，過食から拒食などの様々な問題も抱え込むことになりかねない．食教育の果たす役割はますます重要になるが，その効果を発揮するためには，必要な栄養素を過不足なく摂取することだけでなく，食事を通して満足感を得ることも大切であることを共通認識としてもち，各自が家事を分担し，生活時間を調節し，ゆとりをもって食事をとる努力を生き甲斐にするようなライフスタイルを確立することが大切であろう．「健康日本21」では，食生活の個人（成人）目標の1つとして，「一日最低一食はきちんとした食事を，家族など2人以上で楽しく，30分以上かけてとる」ことが勧められている．

4.3 身体運動とエネルギー代謝

4.3.1 運動と栄養

車を走らせるためには燃料（ガソリン）が必要であるのと同様に，人が動く（運動する）ためにも燃料が必要である．ヒトの場合，ATP（アデノシン三リン酸）という物質を燃料としており，そのATPがADP（アデノシン二リン酸）とリン酸（Pi）に分解したときに生ずるエネルギーをエンジンである筋肉の動力に変換している．

つまり，ヒトが動くためには，常に筋肉に燃料であるATPを供給する必要がある．このATPは，すべて食物として摂取した栄養素から産生される．このように，食物として摂取した栄養素からATPを経てエネルギーを産生することをエネルギー代謝という．身体運動により消費されるエネルギー量は，体内における総エネルギー消費量の約15％を占める．ちなみに，総エネルギー消費量に占める割合が最も高いのは基礎代謝量であり，総エネルギー消費量の約75％を占める．基礎代謝量とは，安静な状態で代謝される最小のエネル

ギー量であり，車でいうアイドリング時に必要な燃料のようなものである．筋量が多い人の基礎代謝量は高く，これは大型のエンジンを積んだ車ほどアイドリングにより消費する燃料が多いことと同様である．また，総エネルギー消費量の残りの約10％は，食事誘導性体熱産生によるものである．これは，食事として摂取したエネルギーが熱として消費される現象である．これはエネルギー効率という観点からすると，無駄が多く燃費の悪い状態である．

身体運動のエンジンである筋肉にエネルギー源であるATPを供給する方法は，酸素が介在しない無酸素性機構と，酸素が介在した状態で行われる有酸素性機構とに分けられる（表4.3）．無酸素性機構は，さらに非乳酸性機構（ATP-CP系）と乳酸性機構（解糖系）とに分けられる．非乳酸性機構は，筋肉内に貯蔵されているATPをそのまま利用する機構である．この機構が最も迅速であるが，筋肉内に貯蔵可能なATPはごくわずかであり，運動を開始してすぐに枯渇してしまう．さらに，運動を持続させるためには，ATPを再合成する必要がある．そこで，筋肉内に貯蔵されているクレアチンリン酸（CP）が利用される．CPは，クレアチンとリン酸に分解する過程でエネルギーを発生する．このエネルギーを用いて，ADPからATPが再合成される．しかし，CPもATP同様，筋肉内に貯蔵可能な量は限られているため，すぐに枯渇してしまう．筋肉内の貯蔵ATPおよびCPを用いたエネルギー代謝を非乳酸性機構（ATP-CP系）と呼び，運動の開始時に利用され，最大下運動では，数秒で終了する．

ATPの再合成に用いられる栄養素は，肝臓，筋肉，および血中に存在する糖質（炭水化物）である．血中に存在する糖質（血糖）は，グルコースであり，運動のエネルギー源になるばかりでなく，脳や神経などのエネルギー源にもなる．一方，肝臓や筋肉では，糖質はグリコーゲンとして貯蔵されている．

表4.3　人体のエネルギー代謝系

無酸素性機構	非乳酸性機構（ATP-CP系）	貯蔵ATPの利用
		貯蔵CPよりATPを産生し利用
	乳酸性機構（解糖系）	糖質（炭水化物）からATPを産生し利用
有酸素性機構		糖質（炭水化物）からATPを産生し利用
		脂質からATPを産生し利用

筋肉内に運搬されたグルコース1分子から，酸素が介在しない状態で，ATPが2分子産生される．一方，筋肉内に貯蔵されたグリコーゲン1分子からは，ATPが3分子産生される．このように，糖質から酸素のない状態でATPを産生するエネルギー代謝を乳酸性機構（解糖系）と呼ぶ．乳酸性機構は，非乳酸性機構と同様，酸素が介在しない状態で糖質からATPを産生することが可能である．しかし，乳酸性機構によるエネルギー代謝は，代謝産物として乳酸を生成してしまう．乳酸の蓄積は，運動の継続を困難にするため，乳酸性機構は最大下運動では数十秒で終了する．

運動時間が長引くにつれて動員されはじめるエネルギー代謝系が有酸素系機構である．有酸素系機構では，酸素が介在した状態で栄養素である糖質（炭水化物）や脂質からATPを産生する．その中心的な反応系はミトコンドリア内で行われるTCAサイクル（クエン酸回路）および電子伝達系である．糖質は，乳酸性機構によりピルビン酸になり，TCAサイクルおよび電子伝達系により二酸化炭素と水にまで分解される．1分子のグルコースから産生されるATPは，乳酸性機構では2分子だったのに対し，有酸素系機構では36分子である．このように，有酸素系機構は，無酸素系機構に比べると大量のATPを産生することができる．

脂質も糖質同様，多くのATPを産生することができる．脂質から分解した脂肪酸は，糖質の有酸素的代謝と同様，TCAサイクルおよび電子伝達系により二酸化炭素と水に完全に分解される過程において大量のATPを産生する．

このように，有酸素性機構は，糖質もしくは脂質を栄養素として酸素が介在した状態でエネルギー代謝を行う．糖質1gあたりのエネルギー量が4kcalであるのに対し，脂質1gあたりのエネルギー量は9kcalと高い．また，体内（肝臓および筋肉）に貯蔵可能な糖質は限られているのに対し，脂質は中性脂肪として脂肪組織内に貯蔵できる．しかし，過度の脂肪貯蓄は肥満を導き，多くの生活習慣病の原因になることに注意する必要がある．

有酸素性機構において，糖質と脂質が利用される割合は，運動強度や運動時間などに依存する．強度が軽い運動では，糖質と脂質はほぼ同じ割合で利用される．しかし，運動強度が50％を越えたあたりから糖質の利用が徐々に高まり，90％以上の運動では糖質がエネルギー供給のほとんどをまかなう．つま

り，肥満解消を目的とした脂肪燃焼のための運動強度は50％程度の比較的軽い運動が推奨される．

　以上のように，運動を行うためには，その動力源である筋肉にエネルギーを供給する必要があり，人間はそれを食物として摂取した栄養素から得ている．また，運動の種類や時間，強度といった条件により，エネルギー源として用いられる栄養素の種類や量は異なる．この運動に必要なエネルギー量に，基礎代謝と食事誘導性体熱産生に用いられるエネルギー量を足したものが消費エネルギー量であり，これが食物による摂取エネルギー量よりも大きいとき（消費エネルギー＞摂取エネルギー），脂肪組織に貯蔵されている中性脂肪が不足したエネルギー源として利用される．逆に，消費エネルギー量が摂取エネルギー量よりも小さいとき（消費エネルギー＜摂取エネルギー），余ったエネルギーは中性脂肪として脂肪組織に貯蔵される．健康の維持・増進といった観点に立って考えた場合，両者のバランスが最も大きな意味をもつ（図4.2）．

4.3.2　からだづくりと栄養

a．筋力・持久力・骨格

1）筋力と栄養

　筋肉が発揮しうる最大の力（最大筋力）は，その筋肉のサイズ（筋横断面積）に比例する．「マッチョは力持ち」ということから，理解されやすいだろう．つまり，最大筋力を高めるためには，筋肉のサイズを大きくすればよい．そのためには，運動を負荷し，さらに筋肉を構成する材料となる栄養素を食物から摂取する必要がある．筋肉は，約80％が水分で，残りのほとんどがタンパク質により構成されている．タンパク質は，20種類のアミノ酸がペプチド結合したもので，そのほとんどが約100～1000分子ものアミノ酸が結合して

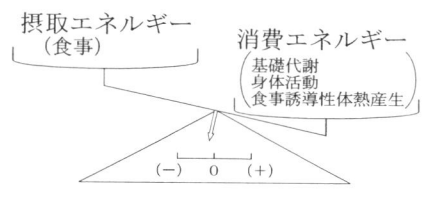

図4.2　体内におけるエネルギーバランス

いる．摂取するタンパク質は，ヒトの体内では合成することができない9種類のアミノ酸（必須アミノ酸）を十分かつバランス良く含むものが理想的である．

タンパク質の所要量は，一般成人で1日体重1 kgあたり1.0 g程度である．運動により，所要量は増加し，激しい運動をする人では1日体重1 kgあたり1.5 g～2.0 g程度となる．それ以上の過剰摂取は，タンパク質（アミノ酸）の代謝産物である尿酸を排泄する腎臓の負担を増大させ，その機能を低下させる．また，タンパク質合成やエネルギー源として用いられない余剰なタンパク質は，中性脂肪に変換され，貯蔵脂肪として脂肪組織に蓄積されてしまう．

摂取タイミングについては，筋肉におけるタンパク質合成を促進させる働きがある成長ホルモンの分泌と大きく関係する．成長ホルモンは，筋力トレーニング直後および睡眠後約60分後（ノンレム睡眠時）に盛んに分泌されることから，タンパク質はそのタイミングを考慮して摂取することが望ましい．この際，摂取されたタンパク質が体内に消化・吸収されるまでにかかる時間を考慮する必要がある．消化吸収が速いプロテインサプリメント（栄養補助食品）でも，消化・吸収されるまでには約2時間はかかる．最近，よく耳にするアミノ酸サプリメントについては，筋肉の主成分であり，運動中，分解が盛んな分岐鎖アミノ酸（バリン，ロイシン，イソロイシン）や，成長ホルモンの分泌を促進させるアルギニンを摂取すると効果的である．さらに，タンパク質やアミノ酸とともに糖質を摂取すると，筋内におけるタンパク質分解が抑制される．

このように，筋力（最大筋力）増大には，筋肉量を増やす必要があり，そのためには筋力トレーニング（運動負荷）と，その後のタンパク質合成を補うためのタンパク質摂取（栄養摂取）が必要となる．また，しっかりと休むこと（休養）も重要である．これら3つのうち，1つでも欠けると効果的な筋力増大は望めない．

2）持久力と栄養

持久力は，筋持久力と全身持久力に分類される．ここでは，健康と密接な関係がある全身持久力に着目する．全身持久力とは，長時間の運動を持続する能力のことをいう．長時間の運動を持続するためには，活動筋にエネルギーを供給しつづける必要がある．筋肉のエネルギー源はATPであり，長時間運動時のATP供給は有酸素性機構により行われる．つまり，筋肉に栄養素となる糖

質，もしくは脂質を供給することにより，長時間の運動が可能となる．しかし，糖質によるエネルギー代謝は，体内の糖質が枯渇した状態ではうまく行えない．このことから，長時間の運動を持続するには，運動前に糖質をいかに体内に蓄積し，運動中に糖質をいかに摂取し，いかに節約するかが重要である．

運動前に体内（肝臓および筋肉）に蓄積する糖質を最大にする方法として，グリコーゲンローディング（カーボローディング）と呼ばれるものがある．これは，体内の糖質を枯渇状態にした後に糖質を摂取すると，もとのレベル以上に糖質が貯蓄されるという性質（超回復）を利用した方法である．例えば，運動（本番）の1週間前に激しい運動（練習）をして体内の糖質を枯渇させた後，3日間は低糖質食を摂取してグリコーゲン合成を抑制する．その後3日間は，逆に高糖質食を摂取することによりグリコーゲン合成を一気に高める．この方法により，体内に貯蓄される糖質は処方前の2倍近くになる．しかし，糖質を枯渇させた状態で低糖質食を摂取することは，身体への負担が大きい．そこで，現在では，単に運動（本番）数日前から高糖質食を摂取し，それとともに運動量を徐々に減らしていく方法などが取り入れられている．

運動中，体内のグリコーゲンは徐々に減少する．運動を持続させるためには，糖質を補給して糖の枯渇を防ぐ必要がある．しかし，運動初期における糖質摂取は，血糖値を上昇させ，膵臓からのインスリンの分泌を促進する．インスリンは，血糖の臓器（肝臓や筋肉）への吸収を促すとともに，脂肪酸の放出を抑え，脂質代謝を抑制する．この結果，糖質の利用が促進される．しかし，運動開始からしばらくすると交感神経が活性化され，ノルアドレナリンの分泌が促進される．ノルアドレナリンは，インスリンの分泌を抑制するため，この状態では糖質摂取を積極的に行うべきである．このように，運動初期ではインスリンの分泌を上昇させないような糖質の摂取を心がけるべきであり，その後は吸収が速い糖質の摂取を心がけるべきである．

つまり，持久力の優劣は，エネルギー源としての糖質の摂取方法に大きく左右される．また，有酸素性機構によるエネルギー代謝を円滑に行うための潤滑油として働いているビタミンB群の摂取も重要であることを忘れてはならない．

3）骨格と栄養

　骨格を形成している骨は硬く，一度できたら一生変わらないものと思われがちだが，実際は常に分解（骨吸収）と合成（骨形成）をくり返しており（骨代謝），1年で全体の20～30％の骨が入れ替わっている．現在，高齢者の間で問題となっている骨粗鬆症は，骨吸収が骨形成を上回ることにより，骨が脆くなる疾病である．このような疾病は，高齢者のみならず，中・高生でも同様にみられるようになってきた．骨形成と骨吸収のバランスは，運動や栄養に大きく影響される．運動不足は，骨吸収を促進させる．これは，使わない筋肉が萎縮するのと同じ原理であり，負荷に耐える必要のない骨からカルシウムは流出する．逆に，運動は骨形成を促進させる．

　骨の強度に関係する主な栄養素は，カルシウムである．カルシウムは，体重の2％を占め，ミネラルの中で最も豊富に体内に存在する．体内のカルシウムの99％は，骨もしくは歯に存在し（貯蔵カルシウム），残り1％は筋肉・血液に存在する（機能カルシウム）．貯蔵カルシウムは，骨格の強度を維持・増進し，機能カルシウムは，筋収縮，ホルモン分泌，血液凝固などの生命活動には欠かせない重要な役割を担っている．血中カルシウムが不足すると，それを補うために骨吸収を促進して骨からカルシウムが流出する．この結果，骨は軟化する．このような悪循環を防ぐためには，カルシウムを十分に摂取する必要がある．カルシウムは，飽食と言われる現代社会においても，所要量を満たしていない数少ない栄養素であり，成人では，1日600～700 mgの摂取が必要である．

　このように，骨格を形成する骨の強度を維持・増進するためには，適度な運動を継続するとともに，食物からカルシウムをしっかりと摂取することが重要である．運動としては，力学的負荷が大きい方が骨形成を促進させる．カルシウムの体内への吸収は，ビタミンDと同時に摂取することにより促進される．また，カルシウムとともに骨の構成成分であるリンもカルシウムの吸収に影響を及ぼす栄養素である．リンは，カルシウムについで体内に豊富にあるミネラルで体重の1％を占め，その80％がリン酸カルシウムとして骨や歯に存在する．カルシウムとリンは，1～1.5：1の割合で食物から摂取するのが望ましい．それ以上にリンを摂取すると，カルシウムの吸収が抑えられる．

b．からだづくりと栄養

体重調整ができれば，生活習慣病の発症を予防し，健康的な生活を送ることができる．身長と体重の相関から body mass index（BMI＝体重（kg）／身長（m）^{2}）を求め，25 以上を肥満，18.5 未満をやせとし，一般的に BMI＝22 となるときの体重が標準体重（身長（m）^{2}×22）とされている．また，生活習慣病予防の観点からは，体脂肪率や体脂肪分布が重要である．体重は，正常域でも体脂肪率が高い場合や体脂肪分布が内臓脂肪型の場合には，高血圧・高脂血症・糖尿病などの生活習慣病の誘引となりうる[11]．そのため，体脂肪率（表4.4），ウエスト周囲（成人男性 85 cm 以上，成人女性 90 cm 以上で内臓脂肪型肥満が疑われる）などが簡便な指標となる．

では，どうすれば適正な体重や体脂肪を維持できるのか．体重調整の大前提は，当然のことながら，「自分に見合った食品量の摂取」と「身体活動量の維持・増加」であり，「食べる＝身体への栄養素補給」，「動く＝身体のエネルギー・栄養素消費」である．日常生活におけるエネルギーは，基礎代謝によるものと身体活動によるものに大別される．よく耳にする「食べないのにやせない」は，身体活動量が少なく，基礎代謝量を含めた身体のエネルギー消費能力が低く，「食べても太らない」は，身体活動量が十分で，かつ基礎代謝量を含めた身体のエネルギー消費能力が高いと考えるべきである．

基礎代謝量は，筋組織量と関連が深く，見かけは標準的体型であるが，体脂肪率が高く筋肉量が少ない，いわゆる「隠れ肥満」では，基礎代謝量が低下して脂肪蓄積を助長する．また，一般に，「食べていない」＝「"量（かさ）"は多くない」という意味の表現が多く聞かれるが，実際には 100 g あたりのエネルギー量は食品ごとに異なる（表 4.5）．同じ重量でも，高エネルギーの食品を頻繁に摂取している場合や，摂取エネルギーのみを考えて糖質・脂質・たん

表 4.4　体脂肪率による肥満度の判定基準

性別（年齢別）	軽度肥満	中等度肥満	重度肥満
男性（全年齢）	20 ％以上	25 ％以上	30 ％以上
女性（6～14 歳）	25 ％以上	30 ％以上	35 ％以上
女性（15 歳以上）	30 ％以上	35 ％以上	40 ％以上

（日本肥満学会：日本肥満学会判定基準，2000）

表 4.5 100 g あたりのエネルギー量と 1 食あたりの目安重量

食品名	100 g あたりのエネルギー（kcal）	1 食常用量（g）
ご飯	168	150（女性用茶碗1杯）
ロールパン	316	60（2個）
鶏卵	151	50（1個）
豆腐	59	60（1/6丁）
牛乳	67	200（コップ1杯）
100％ジュース	42	200（コップ1杯）
トマト	19	150（中1個）
グレープフルーツ	38	100（1/2個）
スナック菓子	526	50（1袋）
チョコレート	557	70（1枚）
アイスクリーム	180	150（1カップ）

ぱく質以外の栄養素を考慮していない場合には，エネルギー代謝に関与するビタミンB_1，B_2や鉄，カルシウム等のミネラルの摂取不足が予想される．

内容の整った食事をするということは，"最も自然で，かつ総合的に生体利用率の高い nutrition complex（栄養複合体）を摂る" ということである．例として，デスクワーク中心の 20 歳代男性（身長 170 cm）の推定エネルギー必要量と 1 日の望ましい食事量を提示する．

- 身長 170 cm の場合，理想体重 = 1.7 × 1.7 × 22 = 63.6 kg
- 基礎代謝基準値 24.0 kcal/kg/日とすると，基礎代謝量 = 63.6 × 24.0 = 1526 kcal
- 机上事務，あるいは車の運転，食事，入浴などの時間： 11 時間
- 通勤，仕事などの通常の歩行時間： 3 時間
- 読書，テレビを見る等，リラックスして座る，横になる時間： 3 時間
- 睡眠時間： 7 時間

とくに意識的な運動の実行はないとする．この場合の身体活動レベルは 1.4（低い）で，推定エネルギー必要量 = 1526 × 1.4 = 2136 kcal となり[12]，それに見合った量の食事を摂取することが体重調整の基本となる．およそ 2160 kcal に該当する食品量と目安量を示した（表 4.6）．表に示した食品を摂ることで，エネルギー，タンパク質，脂質および糖質の適正量を維持し，前述の 3 栄養素の代謝に関与するビタミン B_1 および B_2，抗酸化作用をもつビタミン

表 4.6　2160 kcal に該当する食品量と目安量

食品群	代表的な食品	推奨食品量(g)	目安量
穀類	米，めん類，パン等	340	1食250gの飯を3食
種実類	ごま，ピーナッツ等のナッツ類	5	ゴマ大さじ半分
いも類	じゃがいも，さつまいも等	110	じゃがいも中1個
砂糖・甘味料類	砂糖，はちみつ，水あめ，黒砂糖等	5	ティスプーン2杯
油脂類	植物油，バター，ラード等の動物脂	20	カツ1枚（100g）の揚げ油と炒め物用油大さじ1
豆類	大豆，大豆製品，えんどう，小豆等	60	豆腐1/6丁
果実類		150	みかん2個
緑黄色野菜		120	トマト1/2個，にんじん1/3本，および，ほうれん草1株
その他の野菜		230	キャベツ葉大2枚，きゅうり1/2本，玉葱1/4個，レタス2枚の合計
きのこ類		10	生椎茸大1枚
海藻類	わかめ，もずく，めかぶ，寒天等	10	（水戻しの状態で）
調味料嗜好飲料	調味料，ドレッシング類，お茶，ジュース類，アルコール	100	調味料の使用を主とし，ジュース・アルコールを控える
魚介類	魚全般，甲殻類，貝類も含む	60	小ぶりの切り身魚1枚
肉類	一般的には牛，豚，鶏	60	上記魚の切り身と同大
卵類	鶏卵，うずら卵等	40	鶏卵3/4程度（1個未満）
乳類	牛乳，ヨーグルト，チーズ等	200	牛乳コップ1杯

（健康・栄養情報研究会：第六次改定日本人の栄養所要量―食事摂取基準―，1999 より改変）

A，C および E，骨格を維持するカルシウムおよびヘモグロビン構成成分である鉄の充足が見込まれる．

　一方，ある特定のパフォーマンスを行うために体重調節を必要とする場合は，健康増進のための体重維持とは異なった視点で食事を考える．体脂肪量の増加を防ぐために必須脂肪酸欠乏が起こらない程度の脂質摂取量を確保した上で，持久力系のパフォーマンスでは糖質重視，筋力系のパフォーマンスではタンパク質重視の食事を摂る[13]．ヒトの体内の糖質保持量は少ないため，摂取エネルギー量が不足すると，体脂肪や骨格筋のタンパク質がエネルギー源として使われる．とくに体脂肪量が少ない場合，パフォーマンスに必要な骨格筋がエネルギー源として消費されるため，消費エネルギー量に見合ったエネルギー

摂取量の維持が重要である．また，運動による酸化ストレス下にあることから，抗酸化ビタミンの身体要求量も増加する[14]．これらを考慮して食事内容と食品量を決める必要がある．

しかし，厳密なエネルギー摂取量および消費量の算出は困難であることから，定期的に体重や体脂肪率の測定を行い，健康維持・回復，あるいはパフォーマンスの維持・向上のために適正体重を維持できるように，食事内容と活動量を見直すことが大切である．

4.3.3 栄養とエネルギー代謝

地球の究極のエネルギー源は，太陽光である．太陽からの輻射熱エネルギーは，植物に利用されて光合成によって，炭水化物，タンパク質，脂質など有機物が H_2O，CO_2，O_2 などの無機物に合成される．

食べ物や飲み物として体内に摂取された物質は，消化吸収され，いろいろな栄養素に分解されて各諸器官で使われたり，蓄積されたりする．エネルギー代謝とは，変換された化学的エネルギーを熱エネルギー・力学的エネルギーとして使用する栄養素に関する代謝過程である．

a．エネルギー代謝の測定方法

1）直接法（direct calorimetry method）

閉鎖型の代謝室において，そこに循環する水の温度変化を測定すると同時に，このときの生体から発生する水蒸気や呼気ガスを分析して産熱量を測定する方法である．

2）間接法（indirect calorimetry method）

生体内でのエネルギー代謝は，酸素摂取量，二酸化炭素排出量と尿中の窒素量を測定し算出する．測定には，大別して閉鎖型と開放型がある．閉鎖型は，酸素タンクに充満させた酸素を再呼吸させ，酸素の減少から酸素消費量を測定し，二酸化炭素は呼吸計の中の水酸化カリウムで吸収し，測定する方法である．開放型は，ガスマスクを装着し，外気を吸入させて呼気ガスを呼吸計で酸素消費量，二酸化炭素排出量，および窒素量を測定する方法である．

3）二重標識水法（doubly labeled water method）

放射性同位元素で標識した2種類の水（$H_2^{18}O$，^2H_2O）を摂取させて，体

組織内への分布と消失率，CO_2 産生産を算出し，CO_2 1 l 当たりのエネルギー必要量からエネルギー消費量を求める方法である．

4）生活時間調査法（time and motion method）

日常生活の活動を生活時間調査票に記録し，個々の活動について，あらかじめ算出された基礎代謝と生活活動強度の数値を代入して算出する方法である．

5）HR 法（heart rate method）

負荷実験により，心拍数と酸素摂取量の関係を求め，さらに日常生活における心拍数を連続記録し，得られた心拍数を代入して酸素消費量を算出する方法である．

6）歩数計法（pedometer method）

身体に歩数計を装着し，歩数と身長，体重などの数値を代入して算出する方法である．

b．1日のエネルギー代謝量の算出方法

1）生活時間調査法（time and motion method）

基礎代謝（basal metabolism）は，暑くも寒くもない快適な環境温下で安静を保持しているときの最小のエネルギー代謝量である．即ち，20～25℃のもとに肉体的にも精神的にも安静状態にあり，食後12～15時間を経て消化・吸収作用が終了しており，仰臥して覚醒している状態での産出エネルギー量と定義されている．「第六次改訂日本人の栄養所要量」の策定では，エネルギー所要量の算定に関して，基礎代謝の概念を暫定的に「身体的，精神的に安静な状態で代謝される最小のエネルギー代謝量であって，生きていくために必要な最小のエネルギー代謝である」とした（表4.7）．また，1日あたりのエネルギー所要量は，基礎代謝に対する生活活動強度（表4.8）の倍率で算出する．

　　　　エネルギー所要量＝1日の基礎代謝量×生活活動強度
　　　　生活活動強度＝Σ Af・T／1440 分
　　　　Af：動作強度（activity factor：基礎代謝の倍数）
　　　　T：各種生活活動時間（分）

生活活動強度の区分は，Ⅰ（低い），Ⅱ（やや低い），Ⅲ（適度＝好ましい），Ⅳ（高い）4段階に分けられる．1日あたりのエネルギー消費量は，基

表 4.7　性・年齢階層別基礎代謝基準値と基礎代謝量

年齢 (歳)	男				女			
	基準体位		基礎代謝基準値 (kcal/kg/日)	基礎代謝量 (kcal/日)	基準体位		基礎代謝基準値 (kcal/kg/日)	基礎代謝量 (kcal/日)
	身長 (cm)	体重 (kg)			身長 (cm)	体重 (kg)		
1～2	83.6	11.5	61.0	700	83.6	11.5	59.7	700
3～5	102.3	16.4	54.8	900	102.3	16.4	52.2	860
6～8	121.9	24.6	44.3	1,090	120.8	23.9	41.9	1,000
9～11	139.0	34.6	37.4	1,290	138.4	33.8	34.8	1,180
12～14	158.3	47.9	31.0	1,480	153.4	45.3	29.6	1,340
15～17	169.3	59.8	27.0	1,610	157.8	51.4	25.3	1,300
18～29	171.3	64.7	24.0	1,550	158.1	51.2	23.6	1,210
30～49	169.1	60.7	22.3	1,500	156.0	54.2	21.7	1,170
50～69	163.9	62.5	21.5	1,350	151.4	53.8	20.7	1,110
70以上	159.4	56.7	21.5	1,220	145.6	48.7	20.7	1,010

(健康・栄養情報研究会：第六次改定日本人の栄養所要量—食事摂取基準—，第一出版，1999)

礎代謝に対する生活活動強度（表4.9）の倍率で同様に算出する．

2）HR法（heart rate method）[16]

心拍数は，身体活動に伴う生理的指標を示す有効な指標として多く用いられ，酸素摂取量との間に有意な相関関係が成立することが知られている．また，長時間の心拍数記録装置が開発され，日常生活での心拍数の連続記録ができるようになった．

1日のエネルギー消費量は，安静代謝（仰臥位，椅座位，立位）と活動代謝それぞれ2本の回帰式を求め，これらに日常生活での心拍数を適用して酸素摂取量を算出する．酸素摂取量をKcalに換算するにあたっては，RQ = 0.9，すなわち，酸素 1 l 当たり 4.924 Kcal とする[15]．

4.4　スポーツ栄養とサプリメント

サプリメント（dietary supplement）は栄養補助食品と訳されるが，わが国では明確な定義はない．米国では，1994年にダイエタリーサプリメント法を制定した．わが国は，1991年に「特定保健用食品」を制度化し，2001年には「保健機能食品制度」が発足した．サプリメントの有効性・安全性を正しく理

表 4.8 生活活動強度の区分（目安）

生活活動強度と指数（基礎代謝量の倍数）	日常生活活動の例		日常生活の内容
	生活動作	時間	
Ⅰ （低い） 1.3	安静 立つ 歩く 速歩 筋運動	12 11 1 0 0	散歩，買物など，比較的ゆっくりした1時間程度の歩行のほか，大部分は座位での読書，勉強，談話，座位や横になってのテレビ・音楽鑑賞などをしている場合
Ⅱ （やや低い） 1.5	安静 立つ 歩く 速歩 筋運動	10 9 5 0 0	通勤，仕事などで2時間程度の歩行や乗車，接客，家事など，立位での業務が比較的多いほか，大部分は座位での事務，談話などをしている場合
Ⅲ （適度） 1.7	安静 立つ 歩く 速歩 筋運動	9 8 6 1 0	生活活動強度Ⅱ（やや低い）の者が1日1時間程度は，速歩やサイクリング等の比較的強い身体活動を行っている場合や，大部分は立位での作業であるが，1時間程度は農作業や漁業などの比較的強い作業に従事している場合
Ⅳ （高い） 1.9	安静 立つ 歩く 速歩 筋運動	9 8 5 	1日のうち1時間程度は激しいトレーニングや木材の運搬，農繁期の農耕作業などのような強い作業に従事している場合

注1：生活活動強度Ⅱ（やや低い）は，現在，国民の大部分が該当するものである．
　　生活活動強度Ⅲ（適度）は，国民が健康人として望ましいエネルギー消費をして，活発な生活行動をしている場合であり，国民の望ましい目標とするものである．
注2：「生活動作」の「立つ」「歩く」等は，必ずしも「立つ」「歩く」のみを指すのではなく，これと同等の生活動作を含む概念である．
注3：「時間」は，1時間を単位としているので，20〜30分前後のものは「0」としての表示になっているが，例えば，Ⅲ（適度）での筋運動は全く行わないということではない．
　　（健康・栄養情報研究会：第六次改定日本人の栄養所要量―食事摂取基準―，第一出版，1999）

解するには，有益な作用が期待できる適切な摂取量の範囲や，有害な影響が現れない上限などが把握されなければならない．

　サプリメントは，一般に「栄養成分の補給・補完を目的とし，錠剤・カプセル等の形をした食品」と定義され，「栄養補助食品」と位置づけられている．つまり，不足している栄養素を補充するための食品ということができる．しかし，わが国における多くのアスリートの受け止め方は，単に栄養摂取の補助としてのみならず，また栄養素のような，元来，食物中に含まれる物質ばかりで

表 4.9 日常生活の動作強度の目安

生活動作	動作強度の範囲	日常生活活動の種類	動作強度(Af)	生活動作	動作強度の範囲	日常生活活動の種類	動作強度(Af)
安静	1.0	睡眠,横になる,ゆったり座る(本を読む,書く,テレビを見る等)	1.0	速歩	3.0〜6.0未満	ダンス(軽い)	4.0
						サイクリング(時速10 km)	4.4
						ラジオ・テレビ体操	4.5
立つ	1.1〜2.0未満	談話(立位)	1.3			日本舞踊の踊り(秋田音頭)	4.5
		料理,食事	1.4			エアロビクス	5.0
		身の回り(身支度,洗面,便所)	1.5			ハイキング(平地)	4.0
						(山地)	5.5
		縫製(縫い,ミシンかけ),趣味	1.5	筋運動	6.0以上	ダンス(活発な)	6.0
						卓球	6.0
		娯楽(生花,茶の湯,麻雀,楽器演奏など)	1.5			ゴルフ(丘陵)	6.0
						ボート,カヌー	6.0
		車の運転	1.5			階段のぼり	7.5
		机上事務(記帳,算盤,ワープロ,OA機器などの使用)	1.6			テニス	7.0
						雪上スキー(滑降)	7.0
						雪上クロスカントリー	10.0
歩く	2.0〜3.0未満	電車やバス等の乗物の中で立つ	2.0			水上スキー	7.0
		買物や散歩などでゆっくり歩く	2.2			バレーボール	7.0
		洗濯(電気洗濯機)	2.2			バドミントン	7.0
		掃除(電気掃除機)	2.7			ジョギング(120 m/分)	7.0
		家庭菜園,草むしり	3.0			登山(平均)	7.0
						のぼり	7.0
速歩	3.0〜6.0未満	バレーボール(9人制)	3.0			くだり	6.0
		ボウリング	3.0			サッカー,ラグビー,バスケットボール	8.0
		ソフトボール(平均)	3.5				
		投手	4.0			スケート(アイス,ローラースケート)	8.0
		野手	3.5				
		野球(平均)	3.5			水泳(遠泳)	9.0
		投手	5.0			(軽い横泳ぎ)	9.0
		野手	3.5			(流す平泳ぎ) 50 m	11.0
		自転車(普通の速さ)	3.6			(クロール)	21.0
		階段おり	4.0			縄跳び(60〜70回/分)	9.0
		掃除,雑巾かけ	4.5			ジョギング(160 m/分)	9.5
		急ぎ足(通勤,買物)	4.5			筋力トレーニング(平均)	10.6
		布団あげおろし	4.5			腹筋運動	8.6
		おろし・とり込み	5.9			ダンベル運動	12.5
		階段昇降	5.8			バーベル運動	9.7
		キャッチボール	4.0			日本民謡踊り(阿波踊り)	13.0
		ゴルフ(平地)	4.0			ランニング(200 m/分)	13.0

注:動作強度は,それぞれ平均的な動作における値である.
(健康・栄養情報研究会:第六次改定日本人の栄養所要量—食事摂取基準—,第一出版,1999)

なく,化学合成物質や薬物を含めた,疲労回復や競技力向上のための積極的効果を期待している傾向が強い.

サプリメントは，欠乏している栄養素を簡便に補充し，欠乏症を予防し，治療を効率的にする手段として用いられるのが本来の姿である．原則的には，必要な栄養素やその他の食品成分は本来，食物として摂取し，栄養のバランスを適正化し，スポーツ競技力の前提となる身体の健康状態を高く維持すべきものである．しかし，そのためには，専門的な知識と食材の入手や調理の手間などを伴うため，より簡便な手段としてサプリメントを頻用することが，わが国のスポーツ界によく見られる．したがって，サプリメントを使用する人の意識と知識を深め，過度の依存を避けるとともに，使用の適切化を図ることが望まれる．

4.4.1　スポーツ用サプリメントの分類

サプリメントの概念として，ここでは実態に基づき，「体力増強物質」を含めたものとして扱うこととすると，現在，国際的にも国内的にも，多種類のサプリメントが出回っている．これらについて国際的な基準づくりはもとより，系統的な整理すら十分なされていないのが現状である．国内の製品は，必ずしも欧米に比べて多くはないが，選手が個別的に持ち帰ったり，海外に注文しているものも少なくないと思われ，この使用の実態は不明である．

サプリメントの種類は，補給栄養成分による分類が比較的わかりやすい（表4.10）．

スポーツ関連のサプリメントとして代表的なものに，運動で産生する乳酸によるアシドージスを防止する緩衝物質としての重炭酸塩，筋肉細胞内における

表 4.10　サプリメントの種類（補給栄養成分による分類）

エネルギーの補給
アミノ酸，タンパク質の補給
分枝鎖アミノ酸の補給
総合ビタミン・ミネラル剤（ミネラル補給に重点）
総合ビタミン・ミネラル剤（ビタミン補給に重点）
マルチビタミン，抗酸化ビタミンの補給
スポーツドリンク（糖質，水分・電解質の補給）
乳飲料，麦芽飲料，お茶（食品成分，水分とその他栄養成分の補給）
その他，ドリンク剤（ドーピング禁止薬物）

（小林修平編：アスリートのための栄養・食事ガイド，第一出版，2001）

エネルギー供与体としてのクレアチニン，脂肪酸の代謝関連物質としてのカルニチン，電子伝達系関連物質としてのコエンザイム Q 等が挙げられる．

4.4.2　サプリメントのスポーツにおける効能

サプリメントとして使われている成分は，人の生体機能を正常に維持するための必要量が不足している場合には，その摂取が健康のためにも，競技力向上のためにも必要であるとされ，その科学的根拠は少なくない．古くは，鉄欠乏やたんぱく質の欠乏・アミノ酸構成の不適切などによる貧血が，持久力をはじめとする運動機能低下を招くことはよく知られている．例えば，エネルギー代謝を助ける補酵素を供給するビタミン B_1 の境界域欠乏がアスリートの自覚的慢性疲労と関連していることが明らかになっている．したがって，欠乏による障害の恐れがあり，通常の食事から補給することが何らかの理由で困難な場合に，これらの栄養素をサプリメントとして摂取することは，むしろ適切なことである．現実の問題としては，「体力増強物質」としてのサプリメントの効能をどう考えるかということである．

栄養学的体力増強物質の例とその機能としての特徴を表 4.11 に示した．これまでほとんどの専門家が一致して，その有効性を支持している成分は，持久力増強効果をもつ高糖質食に関わる糖質に限られている．明確な被験者試験により，普通食の対照群に比べ，高糖質食摂取後の有酸素運動継続時間が延長できた[17]ことが証明されており，その理論的根拠として，筋肉内での主たる運動エネルギー供給源である筋グリコーゲンの補充機能が証明されている．

4.4.3　サプリメントの過剰摂取による障害への配慮

サプリメントの有効性に対して，その安全性の確保は優先的な課題である．ことに競技力向上に至上の意義を置くアスリートの場合には，十分な配慮が必要となる．スポーツ関連のサプリメントは対応策が未成熟なため，健康管理上十分な注意が望まれる．

最近，多くの栄養素について，その過剰な摂取も健康上問題があるとされ，第六次改定日本人の栄養所要量（1999 年）において，許容上限摂取量が策定された．引き続いて食事摂取基準（2005 年）において示された各栄養素の許

4.4 スポーツ栄養とサプリメント

表 4.11 栄養学的体力増強物質

体力増強物質	特徴
主用栄養素	
水分と電解質	・体温の上昇抑制
	・血液浸透圧の保持
糖質	・活動のエネルギー源
	・筋パワーと持久力の源
タンパク質	・体タンパク質と各種酵素
脂肪酸	・活動時のエネルギー源と持久性能力
微量栄養素	
水溶性ビタミン	・生体内化学反応の補酵素作用
脂溶性ビタミン	・ホルモン様作用，細胞膜強化，骨強化
ミネラル（微量元素）	・細胞内液・外液の浸透圧調節と保持，神経・筋活動
リン酸塩	・血中水素イオン濃度の緩衝作用，エネルギー代謝
セレン	・グルタチオンペルオキシダーゼ等の構成因子
クロム	・耐糖因子
亜鉛	・各種金属酵素の構成成分，味覚の発現
アミノ酸	
分枝鎖アミノ酸	・筋肉活動中のエネルギー源，肝性昏睡用輸液
トリプトファン	・セトロニン前駆体，必須アミノ酸
アルギニン	・ソマトロピン分泌促進，クレアチン前駆体
アスパラギン酸	・アミノ酸，血中アンモニアの上昇抑制
代謝中間物質，他	
重炭酸塩	・水素イオン濃度に対する緩衝系，CO_2 運搬
クレアチン	・非乳酸性無酸素系エネルギー源
カルニチン	・脂肪酸の酸化，骨格筋中に多い
コエンザイム Q	・電子伝達系，抗酸化作用，膜安定化作用

注：多くは有効性の科学的根拠や長期摂取による安全性は確認中のものである．
（小林修平編・日本体育協会スポーツ医・化学専門委員会監修：
アスリートのための栄養・食事ガイド，第一出版，2001 より改変）

容上限摂取量を表 4.12 に示した．

4.4.4 サプリメントの望ましい利用法

　サプリメントについては，その利用に関する科学的根拠を確認し，かつ安全性を確認した上で使用するとともに，その成分が食事で摂取可能ならば，できるだけそのように努めることである．日常の食品で摂った場合，他の有用な成分もバランスよく摂取できることを念頭に置き，サプリメントは本当に必要な時と場所に限って利用するといった視点が重要である．

表4.12 日本人の栄養所要量—食事摂取基準—での許容上限摂取量

(対象年齢18〜49歳,一部抜粋)

ビタミン	許容上限摂取量（／日）	ミネラル	許容上限摂取量（／日）
ビタミンA	3000 μgRE（レチノール当量）	カルシウム	2300 mg
ビタミンD	50 μg	鉄	40 mg
ビタミンE	800 mg　α-トコフェロール	リン	3500 mg
ナイアシン	300 mg（ナイアシン当量）	銅	10 mg
ビタミンB_6	60 mg（ピリドキシン量）	ヨウ素	3 mg
葉酸	1000 μg	マンガン	11 mg
		セレン	350 μg
		亜鉛	30 mg
		モリブデン	250 μg

(厚生労働省：日本人の食事摂取基準, 2005)

【文　献】

1) 健康・栄養情報研究会編：国民栄養の現状—平成12年厚生労働省国民栄養調査結果,第一出版, 2002.
2) 健康・栄養情報研究会編：国民栄養の現状—平成13年厚生労働省国民栄養調査結果,第一出版, 2003.
3) 健康・栄養情報研究会編：国民栄養の現状—平成14年厚生労働省国民栄養調査結果,第一出版, 2004.
4) 日本栄養士会栄養指導研究所：戦後昭和の栄養動向—国民栄養調査40年をふりかえる—, 第一出版, 1998.
5) 中原澄男：新公衆栄養学, 第一出版, 2004.
6) 健康・栄養情報研究会編：日本人の食事摂取基準（2005年版）, 第一出版, 2005.
7) 田中平三・坂本元子編：食生活指針, 第一出版, 2002.
8) 健康・栄養情報研究会編：第六次改定日本人の栄養所要量, 第一出版, 1999.
9) 厚生労働省策定：成人病予防のための食生活指針, 第一出版. 1990.
10) 全国地区衛生組織連合会：食生活99, 2005.
11) 日本肥満学会編：肥満・肥満症の指導マニュアル, 医歯薬出版, 1998.
12) 健康・栄養情報研究会編：第六次改定　日本人の栄養所要量－食事摂取基準の活用, 第一出版, 2000.
13) 中坊幸弘・木戸康博編：栄養科学シリーズNEXT　応用栄養学, 講談社サイエンティフィク, 2003.
14) 中野長久：スポーツと栄養と食品, 朝倉書店, 2005.
15) 沼尻幸吉：活動のエネルギー代謝, 労働科学研究所, 1974.
16) Tsubouchi, S., Makoro, S., Hamaguchi, M., Matsuura, Y. and Shimizu, N.：A study of estimation of energy consumption per day through heart rate, *Osaka Reserch Journal*

of Physical Education **24**, 30-38, 1986.
17) 中野昭一, 竹宮 隆：運動とエネルギーの科学, 杏林書院, 1998.

5. 休養と健康

5.1 睡眠と生活リズム

　ヒトの概日リズムについては，生理，内分泌，その他，様々なパラメータがあり，ヒトが発育していくことと，リズムの形成過程において，概日リズムをもっていることが知られている．

5.1.1 睡眠と覚醒リズム

　睡眠と覚醒は，最も基本的な生理現象と考えられる．すなわち，ヒトをはじめとして多くの高等動物では，約25時間の概日リズムをもっている．

　生後8週くらいまでは，概日リズムは明確ではない．8週から15週になると，昼間の覚醒時間が多く，15週より18週までは，24時間よりやや長い周期を持った概日リズムが出現し，26週までに24時間リズムへと同調していく．乳児が1日のうちで睡眠に費やす時間の割合は，生後2～3週の64～65％から26週の57％と睡眠時間はわずかに減少する．概日リズムを獲得していく過程は，睡眠時間の短縮という形ではなく，睡眠の夜間への統合という形によってなされる．

　24時間の時間別にみた覚醒と睡眠のリズムは，生後3～6週では未だはっきりしないものの，午後7～8時に児が覚醒している率が最も高く，午前1～2時が最も低い．この傾向は，生後15～18週になると，午後7～8時の時間帯に80％近くが覚醒しており，午前1～3時では児が覚醒している確率は

5％にも満たない．このようにして，覚醒と睡眠のリズムが確立していく．

睡眠・覚醒リズムが，年長児や成人では昼間に覚醒して，夜間に睡眠をとるようになっていく．すなわち，午後8時〜午前8時を夜時間とすると，睡眠については，生後6週でかなり夜時間における睡眠の確率が高くなり，3ヵ月以降ではよりはっきりと夜時間での睡眠が確立されてくる．一方，覚醒については，昼時間の午前8時〜午後8時までに目が覚めている割合は生後3ヵ月以降で高くなり，4ヵ月半以降ではっきりと昼時間に覚醒し，昼に覚醒し，夜に睡眠するという通常の睡眠が確立する．

しかしながら，幼少児は，午後の昼寝の時間として1〜2時間を必要とする．5〜6歳に達すると次第に昼寝をしなくてもすむようになり，成人と同じような睡眠・覚醒リズムを獲得していく．

5.1.2 大人の生活リズムの乱れと睡眠障害

近年，不眠や過眠などの睡眠障害者が増加しており，睡眠障害による外来推計患者数[1]は，1984（昭和59）年から1993（平成5）年にかけて約2.3倍となっている．また，1997（平成9）年3月に実施された健康づくりに関する意識調査[2]をみると，「睡眠による休養が十分でない」と感じている人は23.1％に達している．

睡眠障害のうち最も多く現れるのは，ストレスから生じる不眠であるが，いわゆる生活の24時間化に伴い，夜眠れない，朝起きられないといった症状を示す睡眠・覚醒リズム障害も増加しており，学校において不適応を生じていること[3]が指摘されている．

患者調査による外来の受療率[1]をみると，1984（昭和59）年から1993（平成5）年にかけて，神経症は約1.7倍に，躁うつ病は約2倍に増加している．また，心身症は，心の問題が気管支喘息，不整脈，過敏性大腸症候群，消化性潰瘍などの身体症状として現れたものであるが，このうち気管支喘息は同じくこの9年間に約1.3倍に，不整脈は約2倍に，過敏性大腸症候群は約1.4倍に増えている．これらの身体症状はストレスの影響が強いとされている．

不眠は多くの精神疾患の初期症状，あるいは主要な症状として現れることから，精神疾患の早期発見・早期治療のためにも睡眠の適切な管理が重要であ

る．また，睡眠不足が産業事故や交通事故の原因となることも多く，睡眠障害の予防は経済面でも重要性が高まっている．

夜間労働従事者や交代制勤務者らの場合は，労働条件により日中睡眠をとらなければならず，睡眠時間も一定しないため，睡眠障害に悩むことが多い（図5.1）．昼間睡眠は，健常者の夜間睡眠に比し，中途覚醒が多く，睡眠時間も1～2時間短縮する傾向が認められる．勤務中の仮眠は，注意水準の維持，ねむけやだるさの自覚疲労症状の抑止に効果が認められ，睡眠障害の予防にも効果がある．

睡眠の確保は，急性疲労からの回復，慢性疲労の防止に重要であり，睡眠状態は外部環境との意識的な接触は中断するが，生体の内部環境においては次の覚醒時点まで間断なく活動が続いている．とくに，脳は睡眠段階により活動水準が異なり，レム睡眠（REM：rapid eye movement）では眼球運動がみら

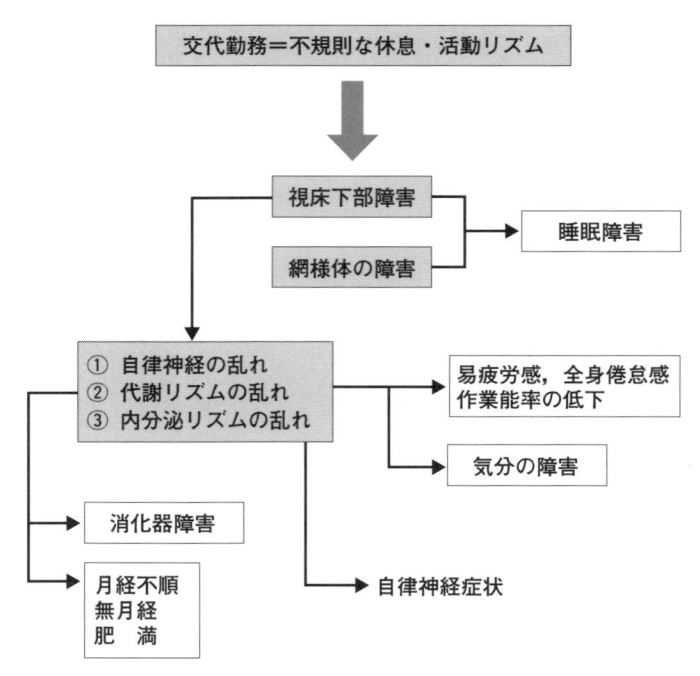

図 5.1 交代勤務にみられる心身の症状
（筒井末春：ストレス状態と心身医学的アプローチ，診断と治療社，1989 より改変）

れ，血圧，心拍数，体温などの基礎代謝の不安定な挙動も認められる．また，覚醒後も記憶に残る夢は，レム睡眠と関連し，感情の変化にも関連するとされている．

5.2 ストレスと健康

5.2.1 ストレスとは

休養は，仕事や家事などの活動によって蓄積される疲労や日常のストレスを回復させるために重要である．睡眠不足が続くことで心身の機能を低下させ，適切な判断を鈍らせることがある．とくに，心身にストレスを感じて不眠傾向にあると，正常な社会的役割を担うことが困難になってくる．

H. セリエは，環境からのあらゆる刺激から生体が生じる生物学的な反応として，ストレスを引き起こす環境刺激を「ストレッサー」と定義し，汎適応症候群という概念を提唱した[5]．その後，ストレスは，様々な見解をされ，T. H. ホームズとR. H. レイは，配偶者の死や失業などの一時的，客観的な生活環境（ライフイベント：生活出来事）の変化をストレスとして捉え，個人の主観的ストレスレベルを測定するために「社会的再適応評価尺度（SRRS）」を作成した[6]．これに対して，R. S. ラザラスとJ. B コーエンは，家族のこと，仕事のこと等，持続的，慢性的な日常苛立ち事（表5.1）が重大な病因になりうると報告している[7]．また，ラザラスとロウナーは，人と環境との関係性をストレスとした[8]．これは，ストレッサーに対する本人の対処能力や主観的な認知評価を重視したもので，心理的な過程が含まれる．

このようにストレスと定義されるものは，一般に，心理的・精神的に不快なものとされる．しかし，人々にとってのストレスは，不快なものだけでなく，成長や発達に必要なストレスも存在する．不快なストレスをディストレス（distress），快なストレスをユーストレス（eustress）と呼ぶ．

5.2.2 ストレスに対する反応と対処行動

人は，ストレスにさらされると生体の防御反応として様々な反応を引き起こす．例えば，試合や発表会の前などに，「手に汗を握る」「喉が渇く」「心臓が

表 5.1 自己抑制型行動特性（通称イイ子特性）尺度

（1）自分の感情を抑えてしまうほうである
（2）思っていることを安易に口に出せない
（3）人の顔色や言動が気になるほうである
（4）つらいことがあっても我慢するほうである
（5）人から気に入られたいと思うほうである
（6）人の期待にそうように努力するほうである
（7）自分の考え方を通そうとするほうではない
（8）自分らしさがないような気がする
（9）人を批判するのは悪いと感じるほうである
（10）自分にとって重要な人には自分のことをわかってほしいと思う

「いつもそうである」と答えた場合は2点，「まあそうである」と答えた場合は1点，「そうではない」と答えた場合は0点．15点以上はイイ子が強く，自分を抑えている．また6点以下はイイ子が弱く，誰にでも自分の意見や気持ちを言えるタイプといえる．
（ヘルスカウンセリング学会編：ヘルスカウンセリング辞典，日総研，2000）

ドキドキする」等で，これらはすべてストレス反応である．「まわりからの期待に応えたい」「自分自身を上手に見せたい」という思いが過剰になると，ストレスとなり反応を起こすのである．こういったストレスが，持続化，慢性化すると心身に不調を来すようになる．例えば，「口内炎ができた」「風邪を引きやすくなった」「胃が痛い」という症状がそれである．このように，ストレスに対して，病気や疾患など身体化すること，「不安」「うつ」「葛藤」など精神化すること，「喫煙」や「アルコール依存」「ものを投げたり，壊す」など行動化することで，対処しようとしている．

ストレス対処行動[9]には，仕事の課題や疾病の治療に対して，「助言を得る」「薬を使用する」等の手段的なストレス対処行動と「気分転換する」「鬱憤を晴らす」等の情緒的なストレス対処行動がある．これらの対処行動によって，ストレス反応を軽減，解消できる．また，手段的なストレス対処行動のなかでも「見通しや計画を立ててみる」「人から問題解決の手がかりを得る」等のように，問題解決に向けて積極的に対処しようとする行動であれば，過度な緊張や興奮を抑え，問題解決のために自信を高めることができる．しかし，「憂さ晴らしをする」「困難な仕事を避ける」等，逃避的に対処しようとする場合は，問題解決に失敗しやすく，それが自信喪失や無力感につながり，さらに逃避的

な対処をすることで悪循環がおき,ストレス状態が慢性化する恐れがある.

5.2.3 ストレスをためやすい特性

ある事象についてストレスと感じる人もいれば,そうでない人もいる.ラザラスらは,ある問題に対してどのように認知し,評価するかは,その人の問題対処能力によるとしている[10].つまり,ストレスを感じやすい,あるいはためやすいかどうかは,その人の問題対処能力や行動特性によって左右される.

不安障害や感情障害,虚血性心疾患などを引き起こしやすいといわれるタイプA行動特性[11]は,競争心があり,仕事や課題などをより多くこなそうとし,駆り立てられるように急ぎ,攻撃的な行動特性である.タイプA行動特性をもつ人は,自分の体を休めることに対して恐怖心があり,逃避的対処行動と関連し,日常苛立事に影響し,さらには神経症症状を作りだしやすいといわれている.また,タイプA行動特性と強い相関がみられる自己抑制型行動特性(通称:イイ子特性[12,13])は,自分の気持ちを抑えて,周囲の期待に応えようとする特性である.この特性は自分の気持ちを抑えるために,「私がこんなにしてあげているのに,どうしてわかってくれないの」というような不満や不安を感じやすく,周囲に対して無力感や喪失感をもちやすい.しかも,自分自身に悪いイメージをもっているので,これらの気持ちを解消するために逃避的な対処行動をとることが多い.イイ子特性をもつ人は,周囲の期待に応えているように見えても,実際は自らの依存欲求を満たすための行動であり,必ずしも真の期待に応えているわけではない.そのため,信頼を失いやすい.このような行動特性をもっていると,心身にストレスをためやすくなり,様々な領域の心身症を発症したり,精神的健康を悪化させることがある.

5.2.4 ストレスマネジメント

ストレスと上手につきあうには,どうすればいいのか.ストレスをうまくコントロールすることをストレスマネジメントという.高度情報化社会となり,誰もがパソコンや携帯電話でメールのやりとりやホームページ閲覧を行えるようになり,リアルタイムで情報を取得したり,国内外問わず,自由にコミュニケーションをとることができるようになった.しかし,一方であふれる情報に

溺れ，自らの仕事や時間をコントロールできなくなったり，直接，人と会って会話することがストレスとなり，自分の気持ちをうまく伝えることができなくなる人が増加している．

　これらを解決するためのストレスマネジメントの一つとして，タイムマネジメント法とコミュニケーションスキルについて概説する．タイムマネジメント法は，仕事や学業などの目の前の課題に対して効率的に解決していく手法である．課題や目標に対して，優先度と見通しをA・B・C等で順位づけを行う．短期・中期・長期の課題や目標を設定し，それぞれに対して，1ヵ月，1週間，1日に行うべきこととして設定していく．このように，見通しを確保することで焦りや不安といったディストレスを意欲や期待というユーストレスに変えていく．このように，今ある課題や目標についてマネジメントすることが重要であるが，余命が6ヵ月という状況をイメージし，その中での課題や目標を設定すると，日々の生活課題から解放された本当に自分が実現したい課題や目標が見えてくるのではないだろうか．

　次に，コミュニケーションスキルについてであるが，大きく分けてリスニングスキル（listening skill）とアサーションスキル（assertion skill）がある．リスニングスキルは，自分の意見や考えを脇に置き，共感的に聴くスキルである．相手の話を聴くためには，相手の言語的表現と非言語的表現（顔の表情やジェスチャー等）を捉えることが重要である．また，自分の意見や価値観，過去の経験などを脇に置いた上で相手の気持ちに沿って傾聴し，相手の言ったことを共感的に繰り返すことで話の内容を確認する．一方，アサーションスキルは，効果的な自己主張スキルであり，自分の正直な気持ちを表現するが，相手の気持ちを傷つけることなく，その場にふさわしい方法で表現するスキルのことである．そのためには，I（私）を主語にして，「私は〜してほしい」とすることが重要であり，You（あなた）を主語にして「あなたは〜するべきだ」とはしない．このようなスキルを利用して対人関係を良好に保つことで，サポートネットワークを広げていくことがストレスの軽減・解消に効果的である．

　また，ストレスをコントロールするための心理学的な手法（呼吸法，自律訓練法，筋弛緩法など）を用いて緊張をやわらげたり，気分転換をすることも効果的である．また，自分自身の気持ちや感情を自己カウンセリング法[14]など

によって整理し，ストレスと感じる背後の感情やストレスに対する認知を変更する，あるいは過去の心傷体験を癒すことで悪循環的な対処行動を改善したり，まわりの期待に応えるために自分を抑えるような行動特性から自立的で自分自身を信じる行動特性に変更していくことができる．

様々なストレスを抱える現代人は，様々な手法を用いてストレスマネジメントをすることでより快適な生活を送ることができる．どの手法が最も良いかということではなく，自分にとって負担が少なく，適したものを取り入れていくことが大切である．

【文　　　献】

1) 厚生省大臣官房統計情報部：患者調査，1984（厚生省：厚生白書より）．
2) 財団法人健康・体力づくり事業財団：健康づくりに関する意識調査，1997．
3) 文部省資料，1995（厚生省：厚生白書より）．
4) Selye, H.：A syndrome by diberse nocuous agent, *Nature* **138**, 32, 1936.
5) Holmes, T. H. and Rahe, R. H.：The social readjustment rating scale, *Journal of Psychosomatic Research* **11**, 213, 1967a.
6) Lazarus, R. S. and Cohen, J. B.：Environmental Stress, In I. Attman and J. F. Wohlwill (eds)：*Human Behavior and the Environment*；*Current Theory and Research*, Vol. 2, Plenum, 1977.
7) Lazarus, R. S. and Launier, R.：Stress-related Transactions between Person and Environment, In L. A. Pervin and M. Lewis (eds.)：*Perspectives in Interactional Psychology*, Plenum, 1978.
8) 土居健郎監修：燃え尽き症候群，金剛出版，1988．
9) Lazarus, R. S. and Delongis, A.：Psychological stress and coping in aging, *American Psychologist* **38**, 245-254, 1983.
10) Friedman, M. and Rosenman, R. H.：*Type A Behavior and Your Heart*, Fawcett Crest, 1974.
11) 宗像恒次，仲尾唯治，藤田和夫ほか：都市住民のストレスと精神健康度，精神衛生研究，1986．
12) 宗像恒次：新版　行動科学からみた健康と病気，メヂカルフレンド社，1990．
13) ヘルスカウンセリング学会編：ヘルスカウンセリング辞典，日総研，2000．
14) 宗像恒次：自己カウンセリングで成長する本，DANほ，1998．

6. ライフステージと健康管理

6.1 乳幼児期

6.1.1 遅い就寝

5歳児577人の生活実態を調査[1]した．保育園児の就寝時刻が平均して午後9時44分なのに対し，幼稚園児は午後9時15分．保育園児は幼稚園児よりも約30分，寝るのが遅く，また，午後10時以降に就寝する園児も38％を占めた．育児の基本である「早寝」が大変困難になってきている．なぜ，子どもたちはそんなに遅くまで起きているのだろうか．午後10時以降の活動で最も多いのは，「テレビ，ビデオ視聴」であった．

また，保育園児の睡眠時間は9時間19分と短かったが，9時間程度しか眠らない幼児は，翌日に精神的な疲労症状を訴える[2]ことも明らかにされている．やはり，夜には，10時間以上の睡眠時間を確保することは欠かせない．朝食をきっちりとらない子どもも心配である．調査では，幼稚園児で5.4％，保育園児で13.4％の幼児が，毎朝，欠食していた．朝食の開始時刻が遅く，食事量が少なく，内容も悪いため，排便をすませて登園する子どもが幼稚園児で23.3％，保育園児で15.0％と，3割にも満たない状況になっている．朝食を食べていても，テレビを見ながらであったり，一人での食事になっていたりする．この習慣は，マナーの悪さや集中力のなさ，そしゃく回数の減少のみならず，家族とのふれあいの減少にまでつながる．

保護者の悩みとして，睡眠不足のほかに，肥満や偏食，疲労，運動不足も多

く挙げられていたが，こうした悩みは，生活の中に運動あそびを積極的に取り入れることで，解決できそうである．運動量が増せば，睡眠のリズムが整い，食欲は旺盛になる．習慣化によって，子どもの心身のコンディションも良好に維持される．起床時刻や朝食開始時刻の遅れを防ぐには，まず就寝時刻を少しずつ早めるべきである．これによって，朝の排便が可能となり，子どもたちが落ちついて園生活を送れると同時に，豊かな対人関係を築くことができるようになるであろう．

6.1.2 生活リズムの乱れ

　起床，食事に始まり，休憩，就床に至る生活行動を，私たちは，毎日，周期的に行っており，それを生活リズムと呼んでいる．私たちのまわりには，いろいろなリズムが存在する．例えば，朝，目覚めて夜眠くなるという生体のリズム，郵便局の多くが午前9時に営業を始めて午後5時に終えるという社会のリズム，日の出と日の入りという地球のリズム等である．原始の時代においては，地球のリズムが即，社会のリズムであった．その後，文明の発達に伴い，人類の活動時間が延びると，社会のリズムが地球のリズムと合わない部分が増えてきた．現代では，昼夜を問わず，様々な仕事が増え，私たちの生活のリズムも，社会のリズムの変化に応じ，さらに変わってきている．

　夜間，テレビやビデオに見入ったり，両親の乱れた生活の影響を受けたりした子どもたちは，睡眠のリズムが遅くずれている．原始の時代から地球のリズムとともに培われてきた「生体のリズム」と彼らの生活リズムは合わなくなり，心身の健康を損なう原因となっている．子どもは，夜眠っている間に，脳内の温度を下げて身体を休めるホルモン「メラトニン」や，成長や細胞の新生を助ける成長ホルモンが分泌されるが，今日では大人社会の影響を受け，子どもの生体リズムは狂いを生じている．その結果，ホルモンの分泌状態が悪くなり，様々な生活上の問題が現れている．

　例えば，「日中の活動時に元気がない」「昼寝の時に眠れない」「みんなが起きるころに寝始める」といった現象である．さらに，低体温や高体温という体温異常の問題[3]も現れてきている．これは，自律神経の調節が適切に行われていないことを物語っており，もはや「国民的な危機」といえる．幼児の生活リ

ズムの基本である．就寝は遅くとも午後9時頃（できれば，午後8時）までに，朝は午前7時頃までには自然に目覚めてもらいたい．午後9時に眠るためには，夕食は遅くとも午後7時頃までに開始する必要がある．夜遅く眠ることも時にはあるだろうが，朝は常に一定の時刻に起きることが大切である．朝の規則正しいスタートづくりが，何よりも肝腎である．

6.1.3 体温異常

近頃，保育園や幼稚園への登園後，遊ばずにじっとしている子や，集中力や落ち着きがなく，すぐにカッとなる子が目につくようになった．おかしいと思い，保育園に登園してきた幼児の体温を計ってみると，36℃未満の低体温の子どもだけでなく，37.0℃を越え37.5℃近い高体温の子どもが増えていた．調査では，約3割の子どもが，低体温，高体温であることがわかった．朝の2時間で体温変動が1℃以上変動する子どもの出現率も増えてきた．体温は3歳ごろから日内リズムがつくられるが，変動のない子どもも7.2％いた．

そこで，体温調節がうまくできないのは自律神経の働きがうまく機能していないからと考え，子どもたちの生活実態を調べてみると，「運動不足」「睡眠不足」「朝食を十分にとっていない」「温度調節された室内でのテレビ・ビデオ視聴やゲームあそびが多い」という，生活習慣の乱れと，睡眠リズムのずれが共通点としてみられた．生活リズムの崩れは子どもたちの体を壊し，それが心の問題にまで影響してきているのだろう．生活のリズムが悪いと，それまで反射的に行われていた体温調節ができにくくなる．

そこで，「問題解決のカギは運動量にある」と考え，子どもたちを戸外で思いきり遊ばせてみた．その結果，登園時の体温が36℃台と36℃未満の低体温の子どもたちは，午前中の運動あそびによる筋肉の活動で熱を産み，体温が上がった．一方，登園時の体温が37℃以上であった幼児の体温は下がった．低体温の子も高体温の子も，ともに36℃から37℃の間に収まっていったのだ．体を動かして遊ぶことで，幼児の「産熱」と「放熱」機能が活性化され，体温調節能力が目を覚ましたのだろう．さらに，体温異常の子どもを含む181人に，毎日2時間の運動を継続的に18日間行った．これによって，体温調節のうまくできない子どもが半減した．

飛んだり，跳ねたりすることで，筋肉は無意識のうちに鍛えられ，体温も上がる．その結果，ホルモンの分泌がよくなり，自然に活動型の正常なからだのリズムにもどる．今の幼児には，運動が必要であり，そのためには大人が意識して，運動の機会を設けることが欠かせない．

6.1.4 生活リズム改善への提案

　早寝早起きで睡眠のリズムを整え，きちんと朝食を食べて徒歩登園すれば，体温はおのずと高まる．それが子どもたちの心身のウォーミングアップにつながり，いろいろな活動に積極的に取り組むことができるようになる．保護者は，頭では理解していても，今日の夜型化した生活の中での実行となると，なかなか難しいようだ．

　早寝・早起きの知恵として，それぞれ4つのポイントを挙げてみよう．

　1）早寝

- 太陽の下で十分運動させ，心地よい疲れを得る．午前中だけでなく，午後3時以降の運動あそびを充実すれば，夕方にはおなかがすいて夕食に専念でき，午後8時頃には眠くなる．反対に，昼間に部屋の中でテレビを見たり，夕食前におやつを食べながらテレビゲームをすると，心地よい疲れが得られず，なかなか眠れない．
- 夕食と入浴を早めに済ませ，テレビを見る時間や寝る時刻を決め，寝る前に飲食や過度な運動をさせないことが大切である．夜は入浴で体を温め，リラックスさせるのがよい．午後7時を過ぎて夕食を食べ始めると，就寝は午後10時を過ぎる場合が多くなる．
- 家族が協力して子どもが安心して眠れる環境をつくる．静かで優しい音楽を流すのもよい．
- 翌朝の通園が楽しみという雰囲気をつくる．

　2）早起き

- カーテンを薄めにし，朝日が射し込むようにする．朝になったらカーテンを開け，外の新鮮な空気を部屋の中に入れる．また，ベッドの位置を窓の近くに移し，戸外の小鳥の鳴き声や生活音などが自然な形で入りやすくする．
- 寝ついたらエアコンを切り，例えば，冬は寒気で自然に目覚めるようにす

- 楽しく起きることができるようにする．おいしい朝食を作り，起きる時刻に子どもの好きな音楽をかける．子どもの好きな目覚まし時計を使うのもよい．
- 親が早く起きて見本を示す．

a．食事の大切さ

キレる，荒れる，むかつく，イライラする，疲れている等，子どもたちの問題行動が低年齢化して，今では，幼児期にも，その一端が見受けられる．子どもたちの発達相談や健康相談に携わっていると，そのような子どもには，共通して「休養」「栄養」「運動」という健康を支える3要因が，しっかり保障されていないという背景に気がつく．なかでも，1日のスタートを快く切るための朝の食事がしっかりしていない．欠食したり，たとえ食べていても，菓子パン程度であったりして，食生活が乱れている．

また，食事は，栄養素の補給をするだけのものではない．家族のコミュニケーションを図る絶好の機会ともなり，心の栄養補給もしているのである．食は，「人に良い」と書く．子どもたちが良く育つためには，食の場は非常に重要である．しっかり遊んだ後は，お腹がすいて，子どもは必ず帰ってくるので，食事を作って待機してもらいたい．子どもは，しっかり覚えているものである．今，食卓の6割以上が加工食品で占められている中で，手づくりの食事を作って待機してくれる家庭には，子どもの問題はほとんど生じない．いつも，温かいお母さんや家族が，一生懸命に食事を準備して待っていてくれるからだ．食事の場は，自分の悩みを聞いてもらったり，将来のことを相談したりできる，すばらしい家族のたまり場・居場所なのである．成長してからも，おふくろの味を思い出して帰ってくる．友だちを家に招待して，家族に会わせたくなる．それが，満たされていないと，子どもたちは帰ってこない．「家はうっとうしい」「居心地が悪い」「外の方がいい」と，外出が多くなる．だんだん親からも離れていく．そして，夜間徘徊も，自然に多くなる．

b．快便のススメ

近年，朝食を欠食し，保育園や幼稚園に着いてからボーッとしている子どもが目立ってきた．このような子どもは，きまって朝，排便をしていない．スナ

ック菓子程度の朝食では，成長期の子どもが必要とする食事の質や量としては不十分である．あわてて食べて園に駆け込むのでは，子どもたちがかわいそうである．こういった子どもは，朝のあそび中に排便をする．友だちとの社会性を育くむあそびの最中に便意を生じ，トイレに駆け込まなければならない．これでは，人と関わる力も育たない．

　子どもの排便の実態をつかもうと，2003年に年間を通じて幼児の生活調査を実施した．すると，「朝，排便をしない」，「朝の排便の習慣が定着していない」幼児が約8割にのぼった．便は，食べものが体内で消化吸収された残りかすで，長い腸を通って出てくる．つまり，腸の中に満ちるだけの食べものがなければならない．朝食を欠食すると1日2食となり，腸内の量が満たされず，便秘しがちになる．便が一定の量にならないと，排便のための反射を示さない．たとえ朝食をとっても，菓子パンと牛乳といった簡単なものだと，食物の残りかすができにくく，便秘しがちになってしまう．

　また，便には，ほどよい柔らかさが必要である．とりわけ，朝の水分補給は大切である．卵や魚，肉などのタンパク質の多い主菜だけに偏ると，便秘しがちになるが，野菜や芋，海草でつくる副菜は排便を促す．心地よい排便には，食事に主菜と副菜の両方が整っていることが大切である．

　排便の不調は，十分な量の朝食と時間的なゆとりをつくることで，解決できそうだ．そのためには，早めに就寝し，十分な睡眠時間と質のよい睡眠を確保することが欠かせない．早起きをして胃が空っぽのところへ食物を入れれば，その刺激を脳に伝えて大腸のぜん動運動が始まり，便意をもよおす．また，朝食を食べても出かけるまでに30分はないと，排便には至らないことが多い．

　朝，排便をすませていないと，日中十分に筋力を発揮できず，快適に活動できない[4]こともわかっている．子どもたちには，十分な朝食を食べさせた上で，排便をすませ，ゆとりをもって登園させたいものである．

c．運動量の確保

　健康に関する重要な課題の一つとして，生活リズムの確立に加え，「運動量の確保」が挙げられる．とくに子どもにとって午前中，活動意欲がわくホルモンが分泌されて体温が高まっていく時間帯の戸外あそびは重要で，成長過程における必須の条件といえる．

では、幼児にはどのくらいの運動量が必要なのだろうか？「歩数」を指標にして、運動の必要量を明らかにしてみよう。筆者らの調査[5]によると、午前9時から11時までの2時間の活動で、子どもたちが自由に戸外あそびを行った場合は、5歳男児で平均3387歩、5歳女児2965歩、4歳男児4508歩、4歳女児が3925歩であった。室内での活動は、どの年齢でも1000〜2000歩台で、戸外より少なかった。また、自然の中で楽しく活動できる「土手すべり」では、5歳男児で5959歩、5歳女児で4935歩、4歳男児で4933歩、4歳女児で4114歩であった。さらに、同じ戸外あそびでも、保育者がいっしょに遊んだ場合は、5歳男児で平均6468歩、5歳女児5410歩、4歳男児5353歩、4歳女児4437歩と、最も多くの歩数が確保された。環境条件（自然）と人的条件（保育者）のかかわりによって、子どもの運動量が大きく増えることが確認された。

戸外あそびによって、子どもたちは運動の快適さを実感する。人や物、時間へ対処することによって、社会性や人格を育くんでいく。子どもたちが、一番、活動的になれるのは、生理的にみると体温が最も高まっている午後3時から5時頃である。この時間帯にも4000〜6000歩が理想であるが、近年は仲間や遊び場が少なくなっており、せめて半分くらいは歩く時間を確保したいものである。午前11時から午後3時頃までの生活活動としての約1000歩を加えると、1日に7000〜10000歩を確保することが可能になる。

運動あそびの伝承を受けていない現代っ子であるが、保育者や親が積極的にあそびに関わっていけば、子どもと大人が共通の世界をつくることができる。そして、「からだ」と「心」の調和がとれた生活が実現できるのではないだろうか。

6.1.5 生命力の低下

近年の幼児の生活上の問題点を、健康面から探ってまとめてみると、①日中の戸外あそびが少なく、遅寝遅起きに、②運動不足による肥満、③徒歩通園をしないため、精神力・持久力が低下、④朝食をとらないため、排便が不安定、といった様々な問題が見つかった。そして、子どもたちは朝から疲労を訴え、遊びたがらない状態になっている。

人間は長い歴史の中で，昼に活動し，夜眠るという生活リズムをつくってきた．自律神経も，日中は交感神経がやや優位に緊張し，夜眠るときは副交感神経が緊張するというリズムをもっている．しかし，子どもの生活リズムが悪くなると，自律神経の本来の働き方を無視することになる．自律神経は，内臓や血管，腺などに分布して，生命維持に必要な呼吸，循環，消化吸収，排せつ等の機能を自動的に調節しているが，生活のリズムが悪いと，反射的に行われるこれらの調節ができなくなる．また，幼児期からのおけいこごとが増えたため，脳が処理すべき情報量も増加している．それに反比例した睡眠時間の減少は，子どもたちの大きなストレスとなり，常に緊張状態が続き，脳のオーバーヒート状態になる．そして，幼児に副交感神経の著しい機能不全が起こっていく．つまり，生体リズムを支える脳機能にマイナスの変化が生じ，時差ぼけと同じような症状が現れる．この状態がさらに慢性化し，重症化すれば，睡眠は浅く長いものとなり，ホルモンの分泌異常によって活動能力は極端に下がっていく．さらに，将来，小学校から中学，高校へと進学するプロセスの中で，勉強に全く集中できず，日常生活も困難となり，家に閉じこもっていくような事態も予想される．

　最も大きな問題は，生体リズムの混乱に伴う，子どもたちの生命力そのものの低下である．生体リズムの乱れが背景となり，自律神経機能の低下や障害，エネルギー代謝異常などが複雑に絡み，子どもたちを活気のない状況に追いやっているといえる．この21世紀は，人生の基礎を作る乳幼児の生活点検をして，大切なことや改善すべきことを再考してほしい．

6.2　児　　童　　期

　児童期とは，満6歳から12歳までをいう．児童期は，乳幼児期の親や保育者に庇護される他律的な健康生活から，自律的な健康生活の完成が望まれる時期である．また，心とからだの成長著しい時期でもあるので，その発育発達特性を考慮することが重要である．加えて，子どもの毎日の生活は，社会の中で営まれており，変化が加速化していると言われている現代社会の現状と切り離して考えることはできない．そこで，まず，子どもの置かれている現在の社会

を考察し，通学している小学校における保健，生活リズムといった面から児童期の健康管理を考えてみたい．

6.2.1 統計からみる社会と子ども

2003（平成15）年の全国の小学生は722万人（全人口の5.6％）[6]で，ピーク時の1958（昭和33）年の1350万人に比べ，半数近くとなっている．年少人口（15歳未満の子どもの数）1790万人が総人口1億2760万人に占める割合は，14.0％で，老年人口（65歳以上）の19.0％を下回っている．老年人口比率が年少人口比率を上回ったのは，2000（平成12）年で，この傾向はその後も続いており，それに伴い増加の一路をたどっていた総人口も，2006（平成18）年をピークに減少していくことが予想されている．

2004年の合計特殊出生率[7]は1.29で，最も高い市町村は沖縄多良間村の3.14，最も低いのは東京渋谷区の0.75である．近年は，母親の初産年齢の上昇と早産，低体重児の増大傾向が認められるが，一組の夫婦が生む子どもの数は，ここ30年間2.2人と，さほど大きな変化はない．出生力は，現在の小学生の親世代である1960年代生まれが，30代に達した1990年頃から大きく低下してきた．

また，全世帯数のうち，18歳未満の児童がいる世帯の占める割合は，1975（昭和50）年の53.0％に比べ，28.3％と減少，加えて世帯人数も1960（昭和35）年の平均4.14人から2000（平成12）年は2.67人と減少している．

現代は，結婚適齢期に家庭をもち，2人以上の子どもを生み育てるというライフスタイルが一般的だった時代から確実に変容していることがうかがえる．このような時代には，子育て中の両親に限らず，独身者，子どもをもたない夫婦，高齢者などの視線も子どもに向けられ，地域社会の中で社会の宝である子どもを育んでいくという雰囲気が必要であろう．

少子・高齢化傾向が顕著になってきた背景には，高学歴化，未婚化，晩婚化，晩産化，価値観の多様化，経済的不安定の増大，社会環境整備の遅れ，子育て負担感の増大などが考えられる．子どもは，将来の社会を支える大切な存在であり，さらに次世代を育む親となることを考えると，子どもの健やかな成長は個人レベルに限られたことではない．一生涯にわたり健康を維持するため

には，児童期に何をすべきかといった視点が必要になってくる．

6.2.2 子どもの健康課題と学校保健

　子どもの健康は，生命の生存，健康の保護，さらに発達の保障の面から考えることが必要である．まず，死亡率の推移[6]からみると，周産期（妊娠満22週以後生後1週未満），新生児（生後4週未満），乳児（生後1年未満）の死亡率はいずれも低下しており，出生率の低下と相まって少産少死の傾向がある．5～14歳の死亡率も減少傾向にあり，2003（平成15）年における死因の上位2項目は，不慮の事故，悪性新生物で，合わせて全体の約半数を占めている．不慮の事故の内訳では，交通事故が52％，溺死および溺水が24％である．

　学校における負傷発生は，幼稚園・保育園の保育時間中，中学校以上の課外活動中に対して，小学校では休憩時間中が半数以上を占めているのが特徴である．これは授業中の緊張からの解放感や自分の体の動きを自分でコントロールする調整力不足などが考えられる．学校生活や通学中の安全が確保されるような環境・条件整備，安全管理はもちろん，自らが自己の体を守ることができる能力の育成，そして，行動の変容に必要な態度や能力を育てる安全教育が必要である．近年，学校では，外部からの侵入者による事件も続発している．事件や事故を完全に防止することは難しいが，学校安全においては，発生の危険を低減するための「リスクマネージメント」，発生後は適切で，迅速な対処で被害を最小限に抑える「クライシスマネージメント」の発想，そして，速やかに通常の生活が再開できるシステムが必要である．

　また，健康面については，学校における保健管理の一環として健康診断や，健康相談が行われている．学校保健統計[8]（結果は4％にあたる無作為抽出）の疾病，異常被患率によると，小学校ではう歯（齲歯：虫歯），裸眼視力1.0未満，アレルギー（鼻・副鼻腔疾患）等が問題としてあげられる．このほかには，肥満とやせ傾向，喘息，アトピー性皮膚炎，学校長期欠席児童，暴力行為，いじめ，子ども虐待などが増えている．さらに中高生になると，喫煙・飲酒・薬物乱用，凶悪犯罪，性感染症などの問題も加わってくる．これらは，いずれも低年齢化の傾向にあり，小学校段階での正しい知識の習得や保健教育が今後ますます必要となってくる．12歳の1人当たりの虫歯数（永久歯）は，

減少傾向にあるが，平均で2.1本あり，裸眼視力1.0未満児は，1995（平成7）年頃から増え始め，2003（平成15）年には小学校で25.6％，中学校で47.8％，高校では60.0％となっている．

肥満傾向児（性別，年齢別の身長別平均体重，120％以上の者），痩身傾向児（同，80％以下の者）の出現率は，それぞれ6歳で4.6％，0.8％，9歳で9.0％，2.8％，12歳で10.8％，4.2％となっている．自分の体型に関しては，半数以上が「今のままがよい」と答えているが，年齢が上がるにつれ，その割合は減っていき，高校生女子では7.6％となる．そして，「かなりやせたい」「少しだけやせたい」が89.9％を占め，低体重であるにもかかわらず「減らそうとしている」が女子で41％，普通の体重でも70％（男子では22％）に達する．こうした意識の変化に伴ってダイエット経験も増えており，思春期やせ症（神経性食欲不振症）や摂食障害につながることが懸念されている．

学校長期欠席児童は，前年度より6千人減少して6万2千人，暴力の発生は1600件と増加し，いじめは6051件で発生した小学校は全体の11.9％となっている．これらの背景には，低年齢からの忍耐力の乏しさや公共心の低下が指摘されており，生命の大切さや他人を思いやる心，善悪の判断などの規範意識とともに自己効力感を育てることが必要である．現在，教科指導としては，体育科の保健領域として，第3学年以上で健康・安全についての理解を深めさせ，個人および集団の健康を高める能力と態度を育てることを目標に，24単位時間程度授業が行われている．第3，4学年では8単位，内容は①毎日の生活と健康，②育ちゆく体とわたし，第5，6学年では，16単位，内容は①けがの防止，②心の健康，③病気の予防で，担任および養護教諭（経験年数3年以上）が担当することになっている．保健学習は，他の教科（生活・社会・理科・家庭・道徳）や総合的な学習などとの連携も重要である．さらに，保健指導は，児童が直面する様々な心身の健康に関する問題に適切に対処し，健康な生活が実践できる能力や態度を養うことを目標に，学級・児童会・クラブ活動や学校行事などの特別活動や保健室で行われている．保健学習（理論）と保健指導（実践）は，お互いに関連しており，密接な連携が望まれる．また，学校給食では，2005（平成17）年より，栄養教諭制度が開始され，より一層の食育の推進が図られている．偏った栄養摂取や朝食欠食など，食生活の

乱れを学校給食を中心とした指導から改善しようとするもので，望ましい食習慣の形成と自己管理能力の確立が目的である．

児童期の大きな課題である「生きる力を育む」には，健やかな体づくりと同時に，豊かな人間性，確かな学力を育てることが必要である．それは，人間の心とからだは密接な相関関係をもっており，児童期にはとりわけ心身の調和のとれた発達が望ましいからである．その基礎となるのは，体力の向上である．2002（平成14）年，中央教育審議会においても，「体力は，人が知性を磨き，知力を働かせて活動していく源である．生活をする上での気力の源でもあり，体力・知力・気力が一体となって，人としての活動が行われていく．体力は，『生きる力』の極めて重要な要素となるものである」[9]との教示があった．前述したように，体力は，大きく行動体力と防衛体力とに分けられ，それぞれに身体的要素と精神的要素がある．児童の体格は，戦後一貫して大型化，早熟化傾向があるといわれてきたが，ここ10年間，身体計測値は横ばいで，この傾向にも歯止めがかかりつつある．また，新体力テスト（握力，上体起こし，長座体前屈，反復横跳び），および運動能力テスト（持久走，20 m シャトルラン，50 m 走，立ち幅跳び）の結果では，全般的に10年前を下回っている．筋力・心肺機能が15～16歳で充実するのに比べ，児童期には敏捷性やスピード調整力の伸びがめざましいため，様々な動きを体験し，運動の神経回路を増やしていくことが必要である．また，気分の調節不全による自覚症状として，「集中したり，すばやく考えたりできないことがある」「落ち着かなくてじっとしていられないことがある」といった訴えがみられる．自分の体に気づき，その様子を上手に表現できる能力，体の調子を整え，健康に良くないことを自ら絶つことのできる能力，自分自身を大切にする態度，ストレスへの対処法などを身につける必要がある．

児童期の健康教育は，ヘルスプロモーションの理念，すなわち「人々が自らの健康をコントロールし，改善することができるようにするプロセス」（WHO オタワ憲章 1986）の考えに立つことが望まれる．

乳幼児期同様，からだと心をよく動かし，しっかり食べてぐっすり眠る生活は，健康生活の基本である．朝食を毎日食べるのは84％だが，1人で食べる弧食はそのうちの14％で，ほとんど食べない子どもも5％おり，朝食欠食は

高校卒業までに32.7％が習慣化される[10]といわれている．朝，排便しない子どもは，女子で60％おり，だるさ，疲れやすさ，立ちくらみ，めまいを感じる子どもも増えている．放課後は学習塾やけいこごとに通う子どもが90％を越えており，11歳では，午後10時以降の就寝が80％以上，夜食の摂食は40％，睡眠不足を感じる子どもは15％いる．こうした生活様式の変化は生活リズムの乱れを招いており，子どもの活動意欲を停滞させている面もある．生活リズム確立のためには，家庭での生活習慣の見直しを支援するとともに，運動体験や自然体験を提供できる遊び場の確保，子どもの居場所づくりなど地域社会とも連携を図っていくことが課題である．

6.3 大学生の健康

　日本を含めて先進国の健康問題の第一は，生活習慣病の予防と治療である．豊かで快適な生活を享受し続けることは，ときに健康を害することにもなる．健康であるためには，栄養，運動，休養などの適切な生活習慣が確立されていることを点検しなければならない．そして，栄養と運動のアンバランスや日常のライフスタイルの影響を強く受けて発症する生活習慣病は，中高年ばかりでなく，若年層にも起こりうる．

　大学生の生活時間は，どのようであろうか．NHKの生活時間調査[11]によると，成人の生活時間は10年前に比べて，起床，就寝時刻の遅れから生活の夜型化が進み，睡眠時間が短くなっていると報告している．また，渡辺らの大学生の健康生活の実態調査[12]によると，健康生活の6領域のうち「運動とスポーツ」「学業と休息」の項目で望ましくない回答が全体の約半数を占めており，なかでも，日常の学生生活において，元気がでない（59.0％），居眠りがでる（64.2％），目の疲れや肩こりを感じる（65.9％），朝の目覚めがすっきりしない（73.6％），疲れやすい（70.5％），運動不足であると感じている（89.4％）が最も多かった．「食事と栄養」「体の管理」「心の健康」「社会性」については，望ましくない回答の項目はそれほど多くないが，間食を摂りすぎる（50.7％），自分の判断に自信がもてない（69.1％），家庭生活のなかで夕食時にテレビを見る（73.6％），他人と違う意見があっても気後れして発表で

きない（50.1％）が高率であった．つまり，交友関係や精神的な健康といったものは多少満足すべき状態であるが，身体の不定愁訴や不調さを感じており，運動やスポーツを生活に取り入れる努力が必要であることや食生活の乱れも身体の不調の一因となっていることを指摘している．

高い水準で健康を維持するためには，生きていることの喜びや汗をかいた後の爽快感，爽やかな目覚め，食事や睡眠の喜び，そして，精神的活動や人間関係を通じて得る精神的な高揚や充実感などに対する感覚を育て，健康的な生活習慣を実践できるような健康教育が大学生には必要である．青年期は自らの存在に意義を見いだし，その価値を認め，健康の獲得と成立に向けて自立的に行動する時期である．したがって，青年期，とくに大学生に対する健康教育は，健康を求めて自ら努力するように教育することが大事である．この時期にセルフケア能力を高めて，自ら健康管理を自分で行う態度を確立する必要がある[13]．

また，大学生は本来，生涯のうちで一番体力が充実していなければならない時期である．しかし，大学新入生の体力低下が指摘されて久しく，受験準備の厳しさが運動不足をまねいていること[14]が明らかにされている．

文部科学省の新体力テスト（握力，上体起こし，長座体前屈，反復横とび）では，男女とも，17歳（高校生）が最高の値を示し，18歳～19歳（大学生）では，17歳より低い値となっている．また，運動能力テスト（持久走，20mシャトルラン，50m走，立ち幅とび，ハンドボール投げ）では，男子が17歳，女子は13～14歳に最高値を示し，その後，加齢に伴い低下している．この事実は，大学受験が体力・運動能力に影響していることを表している．また，運動・スポーツの実施頻度が高いほど体力水準が高いという関係が9歳頃から明確になり，その傾向は79歳に至るまで認められている[15]．したがって，運動・スポーツの実施は，体力を高い水準に保つための重要な要因の一つになっている．

この年代は，大学に進学する人以外は学校生活から離れるため，運動やスポーツの機会が少なくなり，運動不足になりやすい．積極的に運動・スポーツを実践する機会をみつけ，健康の維持と体力の向上を図るとともに，スポーツを楽しむ習慣を身につけたいものである．さらに，一人暮らしを始める人も多

く，生活のすべてを自分で管理しなければならなくなる．

ここでは，医療ネットワークが発表している大学生活を快適に送るために必要な項目として，ブレスローらの7つの健康習慣（① 睡眠時間が1日7〜8時間，② ほとんど毎日朝食をとる，③ 間食が週2回以下，④ 適正体重（BMI 18.5〜23.0）を維持する，⑤ 日頃運動やスポーツを行う，⑥ 喫煙の経験がない，⑦ 飲酒頻度は週1回以下にする）を参考に，大学生のための健康管理についてまとめた[16,17]．

1）健康診断はきちんと受ける

大学が行う年に1度の健康診断は，きちんと受診する．普段から健康に関して不安なことがあれば，その際，医師や看護師に相談してみるとよい．

2）保健管理センターを活用する

保健管理センターには，医師や看護師がいる．簡単な診断・治療ができるし，健康に関する相談も受け付けてくれる．かかりつけ医をもつのもよいことである．

3）生活リズムを整え，睡眠をきちんととる

大学生は，クラブ活動，定期試験，レポート作成，アルバイト等で夜更かしをして生活リズムが崩れやすい．この時期，自分の体力や体質に適した生活様式を確立し，自分の生活リズムを整えていくことが大事である．居眠りがでたり，朝の目覚めが悪いという学生が6〜7割いた．夜，早めに就寝して，睡眠時間を十分にとり，朝日をたっぷりと浴びると，1日快適であろう．

4）栄養をきちんととる

生活リズムの乱れから，食事時間が不規則になったり，1人暮らしにより，外食やインスタント食品の利用の機会が多くなり，食事の内容に偏りが生じやすい．栄養バランスを考えた食事を1日3回しっかりとることは，健康保持のための基本である．

5）酒量は自分で調整する

毎年，何人もの大学生が急性アルコール中毒で亡くなっている．濃いお酒を短時間で多量に飲むことは避けること．「一気飲み」は厳禁で，友だちに無理強いすることも，「過失致死」に問われることがあるので注意してほしい．

6）タバコは吸わない

タバコは依存性があり，肺がんや肺気腫などの呼吸器系疾患の可能性を高めるだけでなく，他にも様々な健康に影響を及ぼす．また，自分だけでなく，まわりの人の健康を損なっていることも知っておくべきである．

7）運動を定期的に行う

人生のうちで，心身ともに最も活動的なはずの18歳からの数年間，全く運動やスポーツと無縁の生活を送る大学生もいる．受験による運動習慣の低下や過激な中学・高校の運動部活動による燃え尽き現象（バーンアウト）などが原因である．各個人の生活に合った無理のない方法で，定期的に運動をすることを勧める．

8）体重管理をする

思春期から青年期にかけて，女子は「肥満」という言葉に極度の関心をもっている．「自分は太っている，もっとやせたい」と思い，ダイエットに興味を示す例は珍しくない．やせ願望のあまり，間違った食生活や薬剤によるダイエットの結果，貧血や月経困難などの身体症状や神経性食欲不振症などの精神的異常を伴うこともある．自らが，肥満か否か，正確に把握する必要がある．

9）悩みごとを相談できる友達をつくる

青年期は，いくつもの悩みをもちながら，それを乗り越えて成長していく．しかし，20歳前後の死因の上位は，事故と自殺である．悩みごとは心に貯めず，友達や家族，指導教員に相談して，精神的負担を軽くしたり，趣味をもち，気分転換を図ること．生き方や将来への不安に対して書物や他の人から学ぶこともよい．医師やカウンセラー等の専門家に相談する方法もある．

10）病気やけがをしたときの対応を準備しておく

もしも健康を損ねたら，自己流の診断で手遅れにならないように，早めに保健管理センターや病院を受診すること．簡単なけがの手当てや心肺蘇生術を身につけておくとよい．とくに運動部に所属する場合には，応急処置法は必須の知識である．

6.4 成　人　期

20～64歳までの成人期は，身体，精神ともに充実し，社会や家庭における

生活スタイルの基盤が築かれる時期である．この期間は，年齢やライフスタイルが幅広く，長期にわたり生活に変化をもたらすので，青年期（20〜29歳），壮年期（30〜49歳），熟年期（50〜64歳）に分けて，性差によって個人を考慮した健康管理が必要となる．

近年の総死亡に占める4大生活習慣病（がん，虚血性心疾患，脳卒中，糖尿病）死亡率の割合は，横ばい状態であるが，がんと糖尿病の占める割合は漸増しており，がんや糖尿病の受療率も1.1〜1.3倍と高い．これらの疾患を含む生活習慣病は，公衆衛生審議会の意見具申（1996（平成8）年12月18日）に「生活習慣病とは，食習慣，運動習慣，休養，喫煙，飲酒などの生活習慣が，その発症・進展に関与する疾患群」[18]と定義されている．また，病因は，生活習慣とリスクが相乗的に関連し，複合化した状態である．したがって，この時期における健康管理上の最大の目標である生活習慣病の予防と健康寿命の延伸を図るためには，宿主要因（遺伝，性別，年齢，体格，栄養状態，喫煙，飲酒，運動，休養，ストレス，価値観など），自然環境要因（気象状況，騒音，環境汚染，化学製品など），社会経済文化要因（居住地，家族構成，住居，生活形態，食習慣，職業，医療環境，教育など）を調査して健康阻害要因を見いだし，具体的な健康教育を実施しなければならない．

また，成人期ともなると，不健康な生活習慣（喫煙，過食，不規則な生活など）であっても，本人にとっては快適な生活リズムとして確立していることも多く，望ましい生活習慣へ行動を変容させることは容易ではない．そのため，行動科学に基づいた行動療法を用いて，本人へ自覚を促し，自己決定心（やる気）を起こし，望ましい行動へと変容させ維持することが，生活習慣病の一次予防と生活の質（QOL）の向上につながる．

6.4.1　青年期（20〜29歳）

青年期は人の一生の中で急激な成長がみられる最も活動的な時期であり，すべての器官がほぼ成人と同等のレベルに達し，健康度と体力・筋力・持久力とも生涯で最も高く，体格は強固となり骨量も最大となる．運動習慣者の割合が低く（図6.1），やがて迎える壮年期・高齢期の健康を維持するためにも，健康づくりと運動への関心を高める大事な時期である．また，性への目覚めから

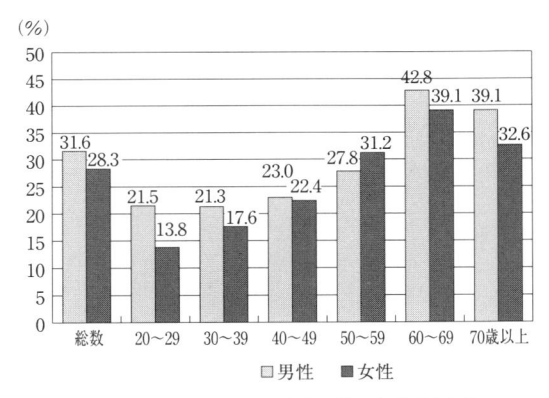

図 6.1 運動習慣者の割合（性・年齢階級別）
（厚生省：2002年度国民栄養調査より改変）

異性への関心も高まり，自己のボディイメージにこだわり始める．とくに女子では，皮下脂肪層が増加する時期で，自分の体型を実際以上に太めに評価する傾向が強く，20歳代女性でBMIが18.5未満のやせの割合の増加が顕著である．やせ願望から「食事を減らす」「特定の食品だけを食べる」など，偏ったダイエットを実施することが多く，体重減少に伴う月経不順，貧血などの体調不良や，過食・拒食，神経性食欲不振症などの栄養障害をきたす危険もある．

　生活面では，大学進学，社会に適応する者など，様々な人生の転換期であり，家族と一体の生活から自己中心の生活時間や生活リズムが形成され，嗜好中心で簡便志向な食生活に陥りやすい．

　一般的に青年期は自分の健康状態についての自覚が乏しく，正しい食生活や生活習慣への関心が低い傾向にある．自己の意思が明確になり，成人としての自覚も確立し，知識の習得や理解が比較的容易になるため，セルフ・ケアの面から健康感を育成することが大切である．

6.4.2　壮年期（30〜49歳）

　壮年期は，社会における中核をなす年齢期であり，家庭生活においては結婚，出産，子育て等，人生における大きな節目となる活力にあふれた時期である．生活環境面では，過労や精神的・肉体的ストレスの増大，運動不足，睡眠不足や不摂生な生活リズムに陥りやすい．食生活面では，食事の遅延，外食の

増加，加工食品と調理済み食品の利用，欠食，不必要な間食の摂取，単身赴任による食事管理の欠如など，健康を阻害する要因が多くなり，食生活習慣は乱れやすくなる．40代を過ぎる頃から諸臓器の機能は減退しはじめ，基礎代謝や各種適応機能の減退，代謝機能の低下に加え，生活習慣病を中心とした疾病を発症する割合が高くなる．また，この時期の生活習慣の適否が，高齢期の健康状態にも大きな影響を及ぼす．

男性では，BMI 25以上の肥満者の割合がこの20年間で約1.5倍増加[19]している．肥満は，重篤な生活習慣病に結びつきやすいため，栄養状態を適正に保つために必要な栄養素の摂取を心がけるとともに，QOLの向上につながるように毎日の食生活の見直しに取り組む必要がある．また，減食療法と運動療法を組み合わせることにより，エネルギー消費と摂取の均衡が保たれ，体脂肪量が減少し筋肉量が保持・増加する．この状態が持続することで，減少した体重はリバウンドしにくくなり，肥満の是正につながる．身体活動を高め，基礎代謝や筋力を維持し，骨密度の減少を抑制するためには，日常生活中に運動を取り入れ，継続できる環境づくりが大切であろう．

一方，女性では，青年期から壮年期前半（20～30代）にかけて「やせ」の割合が多く[20]，無理な減食による必要栄養素の摂取不足と身体への悪影響が危惧される．「やせ」には，身体的要因の他に心理的要因があり，本人が食行動の異常に気づいていない場合もあるため，摂食態度調査表（EAT 26；表6.1）を用いて摂食障害の兆候を早期に発見し，専門医の治療と栄養カウンセリングによる継続的な支援を行い，摂食行動の正常化を図ることが必要である．また，錠剤，カプセル，顆粒，ドリンク状のビタミンやミネラル（いわゆる栄養サプリメント）を利用する割合は，各年齢層とも女性は男性に比べて高率である．

また，40歳代後半からの更年期は，ホルモン・バランスの変化によってもたらされる体の急激な変化を起こす時期である．女性では，更年期，つまり閉経期に現れる多彩な症状（頭痛，肩こり，腰痛，イライラ，不眠，不安感，うつ状態などの不定愁訴とのぼせ，ほてり，発汗，動悸，めまい等の身体的症状）を一括して「更年期障害」または「更年期症状」といい，これは卵巣由来のエストロゲンの欠乏が関与している．エストロゲンは，骨量を増加させる働

6.4 成人期

表 6.1　EAT 26 摂食障害の調査票

〔質問項目〕
1. 体重が増えすぎるのではないかと心配します
2. 空腹の時でも食事を避けます
3. 食べ物のことで頭が一杯です
4. 制止できそうにないと思いながら，大食したことがあります
5. 食べ物を小さく切り刻みます
6. 私が食べている食べ物のカロリー量に気を配ります
7. 炭水化物の多い食べ物（例えば，パン，じゃがいも，ご飯など）は，とくに避けます
8. 他の人は，私がもっと食べるように望んでいるようです
9. 食後に吐きます
10. 食後にひどくやましいことをしたように思います
11. もっとやせたいという思いで，頭が一杯です
12. 運動をすれば，カロリーを使い果たすと思います
13. 私はやせすぎていると皆から思われています
14. 自分の身体に脂肪がついているという考えのとりこになっています
15. 他の人よりも食事に時間がかかります
16. 砂糖の入った食べ物を避けます
17. ダイエット食（美容食）を食べています
18. 私の人生は，食べ物に振り回されていると思います
19. 食べ物に関するセルフ・コントロール（自己制御）をしています
20. 他の人たちが，私に食べるように圧力をかけていると思います
21. 食べ物に関して時間をかけすぎたり，考えすぎたりします
22. 甘い物を食べた後，不愉快な気持ちになります
23. ダイエット（食事制限）に励んでいます
24. 胃の中が空っぽになるのが好きです
25. 栄養価の高い物が新しく出ても，試食したくありません
26. 食後に吐きたいという衝動にかられます

採点法は6段階（「いつもそう」「非常にしばしば」「しばしば」「ときどき」「まれに」「まったくない」）の回答のうち，上位3段階のみ3点法で採点する
　　「いつもそう」……3点　　「非常にしばしば」……2点　　「しばしば」……1点
採点スコアが20点以上の場合は，「拒食症」や「過食症」が強く疑われるため専門医に相談するように指導する．

(切池信夫：摂食障害，医学書院，2000より改変)

きがあり，更年期に卵巣エストロゲンが欠乏すると骨量の減少から骨粗鬆症へとつながるため，積極的なカルシウム摂取と運動が最大の防御法である．

具体的対策として「21世紀の国民健康づくり運動」（健康日本21）において，日頃の生活習慣を改善することにより疾病の発症を防ぐ一次予防の考え方が推奨されている．しかし，とくに臨床成績上異常が認められない場合や自覚症状に乏しい場合は，対象者の疾病予防に対する意識が低く，生活習慣の改善

は容易ではないため，検診成績や栄養調査成績などの客観的な指標を示し，対象者個人の状態やニーズを正確に把握した上で，対象者の生活スタイルを考慮しながら，セルフケア行動へ向かうように生活指導や食事指導を行う必要がある．また，就業上の都合などでやむを得ず単身生活となった場合は，対象者本人への適正な食生活管理を働きかけるとともに，支援者となり得る者に対する認識の向上など，環境の整備が重要となる．

　食事スタイルでは，所得水準の向上，核家族化，単身赴任，女性の社会進出，生活の簡便化などから，外食や調理済み食品（中食）を利用する頻度が非常に高くなっている[20]．外食や調理済み食品は，摂取食品や摂取栄養素が偏る傾向が強く，継続的に利用しているとエネルギーや脂質の過剰摂取，ビタミン・ミネラル・食物繊維の慢性的な不足など，栄養のバランスが崩れ，肥満や生活習慣病を引き起こす原因となる．しかし，現在の社会状況を踏まえると外食の頻度を大幅に低下させることは極めて困難であるため，適切な栄養バランスが得られるようなメニューの選択や不足しやすい食品群や栄養素を適切に補うこと，市販の弁当類・調理済み食品の利用方法を教えることも必要である（図 6.2, 6.3）．

　1990（平成2）年に，厚生省から「成人病（生活習慣病）予防のための食生

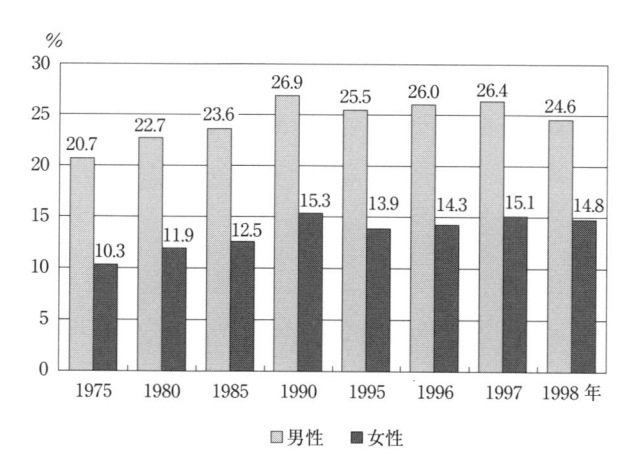

図 6.2　外食利用率の年次変化
（厚生省：国民栄養調査より改変）

(a) 男性

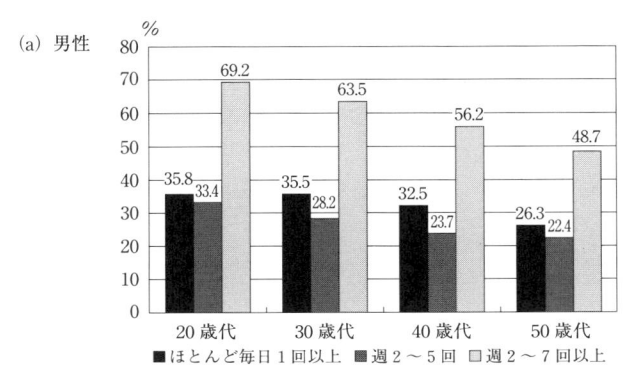

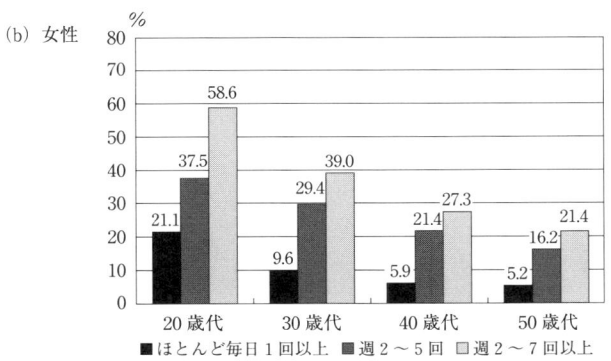

(b) 女性

図 6.3 外食利用頻度（市販弁当を含む）
（厚生省：2000 年度国民栄養調査より改変）

活指針」[21]）が示された．生活習慣病は，長年にわたる生活習慣，とくに食生活のあり方が大きく影響を及ぼしており，この指針にしたがって生活のあらゆる方面からの配慮が大切である．

6.4.3 熟年期（50～64 歳）

熟年期は，身体的にはすでに老化現象が始まり，加齢とともに推定エネルギー必要量と基礎代謝は低下する[22]．就労者では，社会的に責任ある仕事内容につくことが多く，生活活動指数の低下と不規則な生活時間と食事の乱れから，摂取エネルギーが消費エネルギーより多くなり，肥満になりやすい．体型

の変化をBMIを用いて10年前と比較すると,男性・女性ともに過体重,肥満の割合が高くなっている.肥満は,高血圧症,心臓病,脳血管障害,痛風,糖尿病などの生活習慣病を引き起こし,健康を損なう危険性を伴う.これら疾病の要因として考えられる遺伝,生活様式,食事をそれぞれの側面から捉え,熟年期を健やかな老年期を迎える準備段階として健康の保持・増進に努めることが大切である.また,老化現象にも個人差があるので,対象者の人格を尊重しながら常に「食」や「健康」に対する関心をもたせ,自ら食生活や生活習慣を改善していく意欲をもたせる効果を地域における健康増進活動の中で考えることが大事である.

6.5 高 齢 期

65歳以上を高齢期というが,この時期は加齢に伴う身体面における衰退期であり,社会的にも職業からの引退や子育ての終了に伴って生涯活動からの後退を余儀なくされる.また,加齢により,予備力,回復力(運動や仕事による疲労,病気,けがの回復力),防衛反応(危険に直面したときの避ける動作,疾病に対する抵抗力),適応能力(生活環境に適応していく能力)の減退や生理機能の低下,臓器機能の低下が一般にみられるが,これらの低下は個人差が大きく,老化の程度は同一ではない[23].精神的・知的能力は,比較的高齢になっても保持されるが,計算力や記憶力,とくに新しい情報を記憶したり,それを思い出す能力の低下は著しい.心理面においては,退職,病気,障害の発生,配偶者や友人との死別,社会における地位の変化などから,喪失感や対人関係に生じた摩擦など,孤独感が高まり,悲観的になり,物事をネガティブに捉えがちになる.

また,身体障害がある場合の日常生活活動の障害の程度を示すADL(activity of daily living:日常活動動作)の低下は,高齢期の特徴といえる.ADLの低下した高齢者は,タンパク質エネルギー栄養障害(PEM:protein energy malnutrition)に陥りやすい[24]が,ADLの状態を把握し,それに応じた介護と適切な介助が行われることにより,QOLの向上につながる.最近,ADLが血清アルブミン濃度で代表される栄養状態との関連性が高い[24]ことが

わかってきており，食事のように日々繰り返される最も身近な日常行為から高齢者の QOL 向上を目的とした健康管理を考える必要がある．

6.5.1 生体の加齢変化

皮膚は，加齢により皮脂の分泌が低下し，角層が乾燥し肌荒れの状態（乾皮症）になる．また，皮下組織では，日光の紫外線によってカルシウムの吸収に必要なビタミン D が合成されているが，加齢に伴い，この機能も低下するため，ビタミン D を多く含む食品の摂取に努めなければならない．

骨量（骨密度）の減少，筋肉量の減少と筋力の低下の原因として，加齢，病気，使わないことによる萎縮などが考えられるが，運動により筋肉の萎縮を遅らせることは可能である．高齢期の骨量を決定するのは，20〜30 歳代の中頃までの最大骨量とされており，幼児期から運動を心がけて，最大骨量の増加と骨格筋を強化することで，高齢者の寝たきりの原因とされる骨折を予防することができる．また，筋力の低下は，基礎代謝量の減少をもたらす．65 歳くらいまでは，体重と除脂肪量（骨格，骨格筋，内臓などの重量）は増加するが，70 歳以降は逆に減少し，PEM の有病率が増加する[25]．

消化器系では，各種消化酵素（胃のペプシン，唾液腺のアミラーゼ，膵臓のリパーゼ・アミラーゼ・トリプシン）の生産能が低下する．腎機能も次第に低下してくるため，薬剤の副作用が起こりやすくなる．

口腔機能では，舌の味蕾（みらい）の数が減り，味覚が鈍感になる．60 歳を境に，急激に閾値が上昇し，濃い味つけを好むようになるため，減塩指導を行い，塩分の取り過ぎに注意する必要がある．歯の欠損による咀嚼力の低下は，消化吸収にも影響を及ぼすため，義歯を入れて治すことが大切である．また，唾液の分泌量の減少と，口腔，咽頭，食道など嚥下（えんげ）筋の筋力低下により食物の飲み込みがうまくいかず，嚥下障害が起こりやすくなる．嚥下障害があると，誤嚥（ごえん）が起こりやすく，誤嚥性肺炎や窒息といった生命危機にも関わるため，飲み込みやすい食品や調理方法，供食時の姿勢や食事介助の仕方等への配慮[25]が必要となる（図 6.4）．

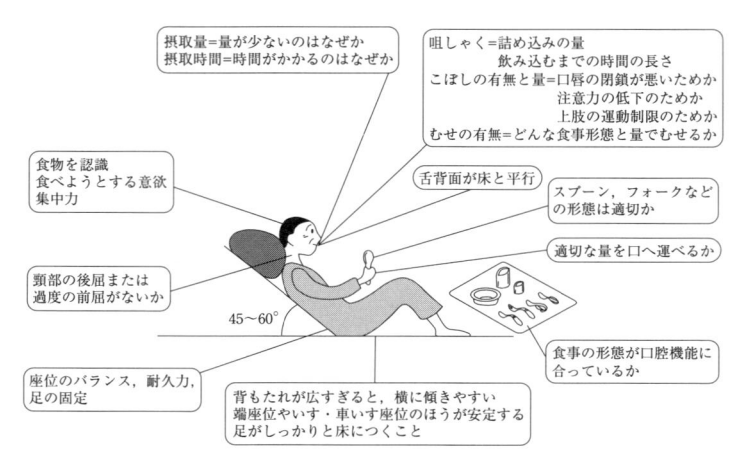

図 6.3 食事環境と動作の観察
(中山玲子・宮崎由子編：栄養教育論，化学同人，2004)

6.5.2 高齢期の疾患

　高齢になると，1人で2つ以上の慢性疾患，あるいは身体的問題を抱えている場合も多い．具体的には，がん，高血圧，糖尿病，虚血性心疾患，歯周病，骨粗鬆症，関節炎，認知症，白内障，脱水などである．また，老年症候群といわれるものに，誤嚥，転倒，失禁，褥瘡がある．高齢者は，このような疾患をあわせもつ一方で，病気の症状が乏しく，症状の現れ方が非典型的であるため，気づくのが遅れ，簡単に生理機能の失調をきたしやすい．

　これから求められる高齢者に対する健康管理は，従来の疾患の症状の悪化・進行を抑え，延命効果や生存時間の延長を重視した医療中心の考え方から，well-being（良好な状態）の5つの側面（身体的，心理的，社会的，情緒，魂）を十分に考慮し，QOLを尊重する，全人的な医療とケアが中心となる．すなわち，疾病やけがの予防と早期のリハビリテーション等による機能回復など，本人の満足度を優先的に考えた支援と介護を行うことでQOLの目標が達成される．

　近年，要介護（痴呆・寝たきり等）や要支援の高齢者が増加傾向にあり，高齢者保健福祉施策の一層の充実を図るために新たなプランとして，2000（平成12）年4月からの5年計画で「ゴールドプラン21」[26]が策定された．また，

同年に介護保険制度が開始された．これは，高齢者が万一介護が必要になった場合，尊厳をもって自立した生活が送れるよう支援するための適切なサービスが提供される制度である（表 6.2）．

表 6.2 介護サービス施設の種類

居宅サービス	訪問介護・訪問入浴介護・訪問看護ステーション・通所介護・通所リハビリテーション 短期入所生活介護・短期入所療養介護・介護老人保健施設 痴呆対応型共同介護・福祉用具貸与・居宅介護支援・医療施設・訪問看護 訪問リハビリテーション
施設サービス	介護老人福祉施設 介護老人保健施設 介護療養型医療施設

（厚生労働省：平成 12 年介護サービス施設・事業所調査の概要, 2001 より改変）

【文　献】

1) 前橋　明ほか：乳幼児健康調査結果（生活・身体状況）報告, 運動・健康教育研究 **12**(1), 69-143, 2002.
2) 前橋　明・石井浩子・中永征太郎：幼稚園児ならびに保育園児の園内生活時における疲労スコアの変動, 小児保健研究 **56**(4), 569-574, 1997.
3) 前橋　明：子どものからだの異変とその対策, 体育学研究 **49**(3), 197-208, 2004.
4) 前橋　明：子どもの生活リズムの乱れと運動不足の実態, 保健室 **87**, 11-21, 2000.
5) 前橋　明・石垣恵美子：幼児期の健康管理－保育園内生活時の幼児の活動内容と歩数の実態－, 聖和大学論集 **29**, 77-85, 2001.
6) 厚生統計協会：国民生活の動向・厚生の指標　**51**(9), 2004.
7) 内閣府：少子化社会白書（平成 16 年版）, 2004.
8) 文部科学省：学校保健統計調査報告書, 2004.
9) 文部科学省：文部科学白書（平成 16 年度）, 2005.
10) 日本スポーツ振興センター：平成 12 年度児童生徒の食生活等実態調査, 2001.
11) NHK 世論調査部：生活時間の国際比較, 大空社, 1995.
12) 渡辺貫二・内山須美子：女子短大生の健康生活の実態調査に関する一考察, 国際学院埼玉短期大学研究紀要　**24**, 85-91, 2003.
13) 後閑容子・蝦名美智子編：基礎看護学健康科学概論, 廣川書店, 2001.
14) 神戸体育・スポーツ研究会：運動と健康生活, 遊戯社, 1995.
15) 文部科学省：平成 12 年度体力・運動能力調査結果, 2001.
16) 医療改善ネットワーク：MI ネット：大学生のための13条, http://www.mi-net.org/guide/student.html

17) Belloc, N. B. and Breslow, L.：Relationship of physical health status and health practices, *Prev, Med.* **1**；409-421, 1972.
18) 大野良之・柳川洋編：生活習慣病マニュアル改訂3版，南山堂，2002.
19) 桑守豊美・志塚ふじ子編：ライフステージの栄養学実習，みらい，2002.
20) 中山玲子・宮崎由子編：栄養教育論，化学同人，2004.
21) 岩崎良文・戸谷誠之編：栄養学各論改訂版第3版，南山堂，2001.
22) 江指隆年・中嶋洋子編：応用栄養学，同文書院，2003.
23) 中原澄雄監修，岩間範子・山口蒼生子・山下静江編：栄養指導マニュアル改訂3版，南山堂，2002.
24) 桑守豊美・志塚ふじ子編：ライフステージの栄養学実習，みらい，2002.
25) 中村丁次・吉池信男・杉山みち子編：生活習慣病と高齢者ケアのための栄養指導マニュアル，第一出版，2003.
26) 中山玲子・宮崎由子編：栄養教育論，化学同人，2004.

7. 保健行動と健康管理システム

7.1 保健行動

7.1.1 保健行動とは

　人は，健康を保持・増進するために様々な手法を用いる．近年，メディア等による影響もあり，従来からの医療や健康づくりに加えて，各種ダイエット法の実施，禁煙補助や栄養補助食品の摂取，温泉療法など，いわゆる民間療法が流行している．このような健康を保持・増進させる行動を健康行動（狭義の保健行動），あるいは保健行動と呼ぶ．

　保健行動とは，健康のあらゆる段階において，健康保持，回復，増進を目的として，人々が行うあらゆる行動をいう．つまり，健康保持，回復，増進を目的とする行動であり，結果として，その行動が健康行動（healthy behavior）であるか，不健康行動（unhealthy behavior）であるかは区別していない．健康状態にかかわらず，保健行動としてとった行動が客観的にみて効果のある場合もあれば，効果のない場合もあり，効果の結果は問われないのである．ここでいう健康のあらゆる段階とは，① 健康状態，② 半健康状態，③ 疾患・疾病状態，④ 死の4つの段階に分けられる．そして，健康段階に応じて保健行動がとられるのである（表7.1）[1]．

　健康状態にあるときは，健診，予防注射，食事改善，運動などの予防的保健行動あるいは健康増進行動がとられる．「食欲がない」「イライラする」「口内炎ができた」等の半健康状態のときは，心身のストレスが蓄積している状態で

表 7.1　保健行動の健康段階別分類

健康段階	健康状態	半健康状態	疾患	死・ターミナル
保健行動の種類	健康増進行動 予防的保健行動	病気回避行動	病気対処行動	ターミナル 対処行動
自覚症状の一例	なし 病気への恐れ ↓	疲れやすい イライラする 口内炎ができた ↓	各領域疾患 ↓	死に対する 気づきや恐れ ↓
保健行動の一例	検診 予防注射 喫煙制限 運動	十分な休息確保 気分転換 栄養改善	診断を受ける 投薬 手術	イメージ療法

(宗像恒次：新版行動科学からみた健康と病気，メヂカルフレンド社，1990 より改変)

ある．このような状態が，長期化・慢性化すると重大な疾患に結びつくので，「いつもより早めに寝る」「気分転換をはかる」等の病気回避行動をとり，持続化させないことが重要である．しかし，半健康状態が続き，自覚症状が現れると診断をうける，投薬するなどの病気対処行動を取ることが重要である．T.パーソンズの病者役割理論[2,3]によると，①病者は病者として他者から認められ，全面的ではないが正当化され，②仕事や家事などの通常の社会的役割を免除される一方，③健康を回復することに努めるとともに，④健康回復のために医療技術の援助を求め，その援助に協力することが要求される．しかし，病気の状態が長く続くと，向かうところは死である．死に直面する時期，つまり，ターミナル期に必要な行動とは，健全な死あるいは安らかな死を望むための行動である．

7.1.2　保健行動のモデル
a．保健行動のシーソーモデル

保健行動をとる場合，保健行動をとろうとする動機とその時々に発生する経済的，身体的，精神的な負担との力関係により，その行動が実行されるかどうか決定される．例えば，虫歯を過去に患っており，治療に対しての恐怖感が大きいと，「歯磨きをする」「禁煙をする」といった予防的保健行動の動機が高まりやすい．また，いざ虫歯になったときに「歯科に通い治療する」という病気対処行動をとろうと思っても，「時間がない」「歯医者に行くのは怖い」等の負

担感が大きくなると,実行されにくい.しかし,周囲からの支援があり,本人が自己管理意欲が高い場合には,動機が強められる.このように,保健行動はその動機と負担のバランス(シーソー)によって,実行されるか否かが決定されるのである(図7.1)[4].

b. 保健信念モデル

保健信念モデルは,保健態度の認知的な側面をモデルにしたものである(図7.2).まず,個人の疾患に対して罹りやすいという脆弱性や感受性があり,疾

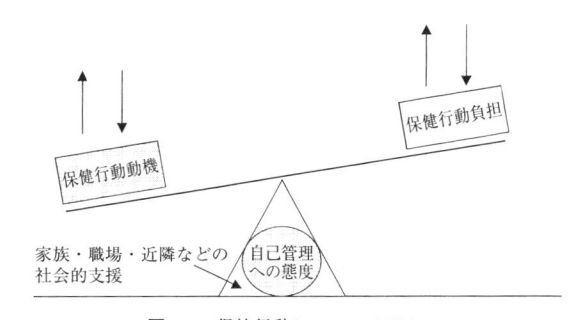

図7.1 保健行動シーソーモデル
(宗像恒次:保健行動のモデル,看護技術 **29**(14), 20-29, 1983)

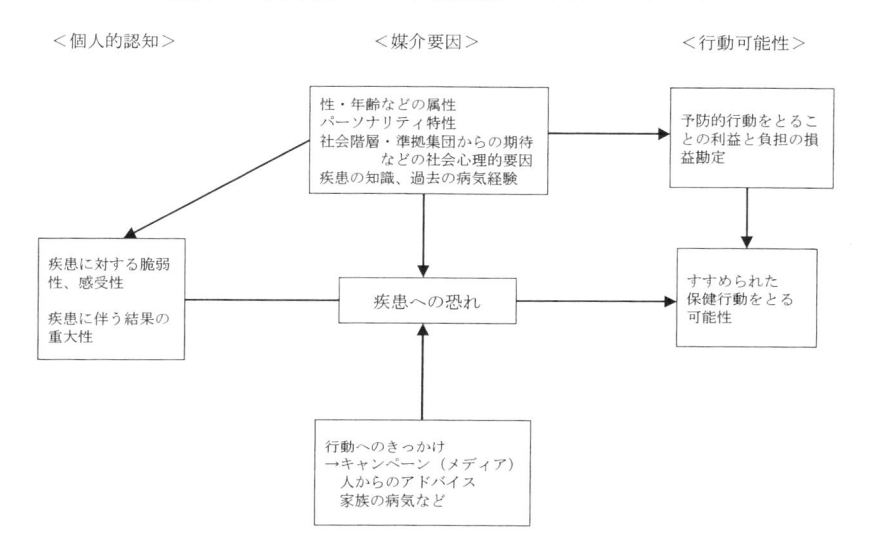

図7.2 予防的保健行動における保健信念モデル
(Rosenstock, I. M.: Historical origins of the health belief model. In M. H. Becker(ed.): *The health Belief Model and Personal Health Behavior*, 1974)

患により重大な結果を伴うと思っていることが，保健行動への準備状態を高める．こうした個人の認知は，その人のパーソナリティ特性や性別や年齢，社会階層などの心理社会的要因，過去の病気経験などによって影響を受ける．そして，メディアや周囲の人からの情報を得ることで，疾患に対しての恐れが強まり，必要とされる保健行動をとる可能性が高まる．このように，個人が保健行動をとる可能性は，過去の病気の経験などによって得た予防的行動をとる利益と負担について損得勘定をすることで決定される．モデルは，疾患に罹りやすい恐れや重大性，保健行動の効果などの情報を提供することが保健行動を促すことになることが説明のできるモデルである．

c．保健感覚モデル

保健信念モデルが認知的な要素を重視していたのに対して，保健行動をおこす上で感情的な要素に主眼を置いたモデルがあり，保健感覚モデル[5,6]という．健康問題の存在を感知する手がかりとしての感覚と，その健康問題の解決に必要とされる行動自体の好みとしての感覚と，大きく2つある．前者の方は，感覚的に違和感がなく，不快感がない行動を選ぶと，満足感をもたらすような感覚と行動が条件づけられ，強化されるというものである．このように，健康にとって条件づけられ，強化され，習慣化される感覚を保健行動における「感知感覚」と呼ばれる．一方，後者の方は，保健行動を実行する際，その行動自体を好みとしての感覚（「行動感覚」）が重要である．つまり，保健行動自体がこれまでの好みの行動感覚と同じような傾向をもち，簡単で，日常的にも極力自然で，急がないものであるとき，保健行動が推進されるのである．

d．保健規範モデル

人はある特定の状況において，何をすべきか，あるいは何をすべきと期待されているか，そこには，ある一定の基準をもっている．これを社会学では，社会規範と呼んでいる．規範に反する行為をとると，人から批判されたり，様々な制裁を受けたりする．これを保健行動にあてはめたものが，保健規範である．例えば，病気になった際に，「病院に行く」「薬を飲む」等の病気対処行動をとるという規範がある．これに反して病気になっても病院に行かず，かえって悪化させた場合は，まわりから批判される等，支援が受けられなくなってしまう．パーソンズの病者役割理論[2,3]も保健規範モデルのひとつである．この

ような保健規範は，病者役割だけでなく，保健者役割，看護・介護者役割にもみられる．

e．保健行動実行のために

人は，日頃，健康や保健行動のために生きているわけではなく，より良い生活を送る上で健康が必要であり，保健行動が必要となってくるのである．保健行動のシーソーモデルによると，保健行動を実行可能にするためには，保健行動の動機が負担を上回る必要がある．とくに，保健行動の動機と生活行動における動機が合致したときに保健行動の実行可能性が高くなる．一方で，保健行動の動機が生活行動における動機と競合した場合は，実行不可能になることが多くなる．例えば，肥満者のダイエットは，健康上の動機と美容上の動機とが合致しやすい．現在は，男女問わず美容上の動機からダイエット行動を実行することに負担が少なく，結果や継続についてはどうであれ，誰でも取り組むことができる．一方，刑事ドラマや映画などの影響でタバコを吸うことがファッション（社会規範の一種）となっている場合は，禁煙とファッションの動機が競合しやすくなり，禁煙することが難しくなる．例えば，健康増進法の施行以降，分煙が進み，自由に喫煙できるスペースが減少している．禁煙箇所が増えることで，喫煙という生活行動の負担が大きくなると，自然に禁煙という保健行動の動機が高まる．このように，環境を改善することは，保健行動の実行に有効である．また，自分自身に保健行動に関する課題を設定して，課題達成の成否によって自分に褒美や罰を科したり（自己賞罰法），できることから少しずつ課題達成に近づけていく（スモールステップ法），あるいは，課題達成のための期間に自らの行動を日記などに記すことで管理する（自己観察日記法）などの手法をとることで保健行動実行のための動機を強化したり，負担を軽減させたりすることができる．また，家族や職場あるいは同じ課題をもつ仲間からの支援をもらうことも重要である．

7.2 健康支援施策

7.2.1 ヘルスプロモーション

保健行動や健康を支援していくためには，個人の動機強化だけでなく，環境

の整備が必要となる．ヘルスプロモーションとは，オタワ憲章（1986）によると「人々が自らの健康をコントロールし，改善していく能力を高めるプロセスである」[7]とされ，① 健康的な公共政策の立案，② 健康を支援する環境づくり，③ 地域活動の強化，④ 個人技術の開発，⑤ 保健医療サービスの方向転換，が必要であることが挙げられている．

これまで，保健行動や健康行動を含むライフスタイルの改善には個人的な要因を問題とすることが多かったが，オタワ憲章以降，社会システムの変革を意識し，社会環境を改善することを問題視するようになった．例えば，I. キックブッシュの健康都市（healthy city），あるいは H. ローゼンの健康会社（healthy company）など，健康的な社会環境の整備を通じて，個人の生活の質を高めようとする動きが出てきた．また，漠然とした目標ではなく，具体的な目標値を設定し，目標志向型の健康増進施策が国内外で策定されるようになってきた．例えば，米国における「ヘルシーピープル 2000（Healthy People 2000）」やわが国の「健康日本 21」がそれである．

7.2.2 わが国における健康増進施策

日本における健康増進施策は，1978 年の「第一次国民健康づくり対策」[8]がはじまりとされている．「第一次国民健康づくり対策」は，二次予防に重点を置いた対策で，① 生涯を通じる健康づくりの推進のために乳幼児から高齢者に至るまでの健康診査，保健指導体制を確立する，② 健康づくりの基盤整備として，健康増進センター，保健所および市町村保健センターの整備，保健婦，栄養士など，マンパワーの確保による健康づくりを具体的に推進する体制を整備する，③ 健康づくりの啓発や普及を目的として食生活改善推進員組織などによる啓発普及活動を推進する，という 3 つの大きな柱で構成された．

続いて，1988 年からの「第二次国民健康づくり対策（アクティブ 80 ヘルスプラン）」[8]は，ライフスタイルの変化による生活習慣病予防を念頭に置いた対策で，① 第一次予防への転換，② 運動，栄養，休養の重点化，③ 健康増進施設認定制度の創設および運動指導者の育成などが柱となり，第一次国民健康づくり対策を受ける形で対策が講じられた．

そして，2000 年から開始された「第三次国民健康づくり対策（健康日本

21）」[9]は，少子高齢化の社会背景を受けて，生活習慣や生活習慣病を，① 栄養・食生活，② 身体活動・運動，③ 休養・こころの健康づくり，④ たばこ，⑤ アルコール，⑥ 歯の健康，⑦ 糖尿病，⑧ 循環器病，⑨ がん，の9つの分野に分けて，具体的数値目標を設定し，健康寿命の向上と，QOL の向上を目指している．「健康日本 21」では，それまでの個人に任せた健康づくりではなく，健康のための環境づくりに重点を置いている．また，人生の各段階に応じた健康課題や役割を設定し，幼年期や少年期の生活習慣の確立から，青年期での予防知識や技術の提供，壮年期での具体的な活動といった生涯を通じた健康改善を目指している．

また，「健康日本 21」を推進するにあたり，法的基盤整備が必要であるという認識から 2003 年に「健康増進法」が施行された．健康増進法は，栄養改善法の内容を継承し，生活習慣病を予防するための栄養改善，運動，飲酒，喫煙などについての生活習慣の改善を目的としている．

7.2.3　母子保健施策

人生の各段階における保健対策が推進されており，なかでも少子化と高齢化という現在の問題を受けて，母子保健施策と老人保健施策が重視されている．

母子保健施策は，1947 年に厚生省（現：厚生労働省）に児童局が設置され，児童福祉法が公布されたことに始まり，乳児死亡率の低下，乳幼児検診など一定の成果をあげ，母子保健サービスが向上した．その後，少子化が叫ばれるようになった 1989 年の 1.57 ショック（女性が一生の間に産む子どもの数を示す合計特殊出生率が 1966 年の丙午の 1.58 を下回る）から，母子保健施策は少子化対策へと移行していった．1994 年の「今後の子育て支援のための施策の基本的方向について（エンゼルプラン）」[8]，1999 年の「重点的に推進すべき少子化対策の具体的実施計画について（新エンゼルプラン）」[8]等の施策と各事業が次々と発表された．

そして，2000 年には，21 世紀の母子保健を関係各団体が一体となって推進する国民運動計画として，「健やか親子 21」[8,9]が策定された（図 7.3）．「健やか親子 21」では，① 思春期の保健対策の強化と健康教育の推進，② 妊娠・出産に関する安全性と快適さの確保と不妊への支援，③ 小児保健医療水準を維

7. 保健行動と健康管理システム

21世紀初頭における母子保健の国民運動計画 (2001〜2010年)

課題				
主な目標 (2010年)	①思春期の保健対策の強化と健康教育の推進	②妊娠・出産に関する安全性と快適さの確保と不妊への支援	③小児保健医療水準を維持・向上させるための環境整備	④子どもの心の安らかな発達の促進と育児不安の軽減
	○十代の自殺率(減少) ○十代の性感染症罹患率(減少)	○妊産婦死亡率(半減) ○周産期医療ネットワークの整備 (47都道府県) ○不妊専門相談センターの整備 (47都道府県)	○周産期死亡率 (世界最高水準を維持) 乳児のSIDS死亡率(半減) ○幼児死亡率(半減)	○子育てに自信が持てない母親の割合(減少) ○出生後1カ月時の母乳育児の割合(増加)
親	応援期	妊産婦〜産褥期	育児期	育児期
子	思春期	胎児期	新生児期〜乳幼児期〜小児期	新生児期〜乳幼児期〜小児期

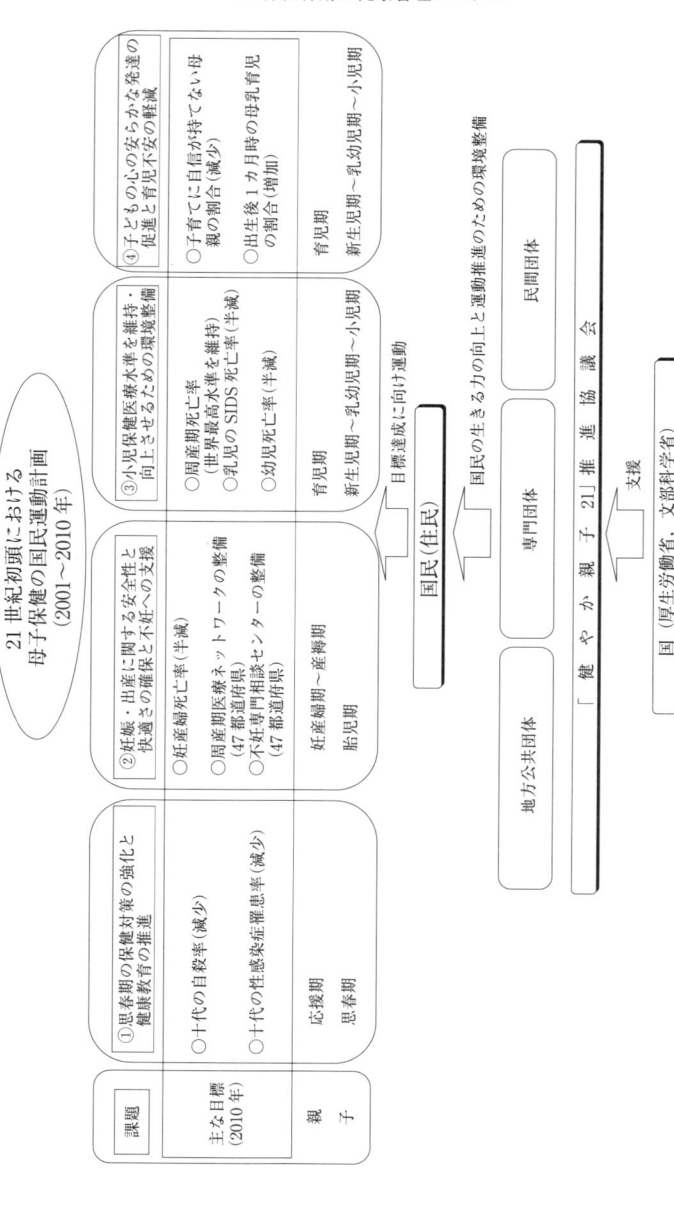

国民(住民)　←　目標達成に向け運動

国民の生きる力の向上と運動推進のための環境整備

地方公共団体　専門団体　民間団体

国(厚生労働省, 文部科学省)　支援　健やか親子21推進協議会

図 7.3 健やか親子21の施策の概要図
(厚生統計協会：国民衛生の動向, 2004)

持・向上させるための環境整備，④ 子どもの心の安らかな発達の促進と育児不安の軽減，という4つの課題を挙げ，それぞれに具体的目標値を設定し進められている．その後も，2002年に「少子化対策プラスワン」[8]，2003年に「次世代育成支援対策推進法」[8]などの少子化対策が施されているが，少子化の流れを抑えることができず，2004年の合計特殊出生率は1.29となっている．

7.2.4 老人保健施策

老人保健施策は，1963年の老人福祉法，1982年の老人保健法などによって総合的な対策が推進されてきた．老人保健法は，老後の健康保持と適切な医療の確保のために，従来の保健事業と老人医療を連携させ総合的保健サービスを提供しようとするものである．老人保健事業については，第一次計画（1982）から第四次計画（2000）まで改定をしながら進められてきた．第四次計画では，「健康日本21」での目標値を参考に地域の実情に合わせて具体的な目標値を設定し，生活習慣改善や介護予防に重点が置かれた．また，1989年に策定された「高齢者保健福祉推進10カ年戦略」（ゴールドプラン）[8]，1994年の「新・高齢者保健福祉推進10カ年戦略」（新ゴールドプラン）[8]によって，在宅福祉の整備が推進された．これらの老人保健・老人福祉対策は，一定の成果をあげつつも，予想以上に進む高齢化に対応することが課題になっており，1999年に「今後5カ年間の高齢者保健福祉施策の方向」（ゴールドプラン21）が策定され，介護サービスの基盤整備，介護予防，生活支援などを推進することとなった．ゴールドプラン21では，具体的施策として，① 介護サービスの基盤整備「いつでもどこでも介護サービス」，② 痴呆症高齢者支援対策の推進，③ 元気高齢者づくりの対策の推進「ヤング・オールド（若々しい高齢者）作戦」の推進，④ 地域生活支援体制の整備，⑤ 利用者保護と信頼できる介護サービスの育成，⑥ 高齢者の保健福祉を支える社会的基礎の確立，を推進するとともに，新たにグループホームの整備を重点化している．

7.2.5 これからの健康支援

わが国では，このように健康日本21をはじめ，具体的な目標設定を行い，体系的に健康支援施策を推進している．これまで健康増進や健康獲得のために

は，個人の要因に原因を求めてきたが，少子高齢化による社会経済構造の変化を受けて，健康的な環境づくりに施策の中心が置かれるようになってきた．また，健康支援施策の主体も中央から地方へ，行政から民間へと移行し，地域独自の施策が実施されている．例えば，高齢者福祉対策として山梨県都留市の高齢者を対象とした「ウェルネスアクションつる」[10]や東京都武蔵野市の「シニア活力アップ事業」[10,11]など，地方自治体が中心となった活動がある．また，少子化対策・子育て支援対策は，各地域の子育て支援センターや保健センター，NPO団体などが中心となり，各地域に密着した活動が行われている．

これからの健康支援は，行政依存型の支援から地域のエンパワーメントやネットワークを利用した支援が重要であり，地域住民が主体になり，行政，民間企業，大学などが連携し，支援体制を整える必要がある．

7.3 健康管理システム

7.3.1 健康管理のための諸条件

a．健康管理の考え方

健康管理とは，個人または集団を対象に，健康の維持・増進，疾病の早期発見と治療，早期の機能回復・社会復帰を図ることを目的として，社会資源（人的・物的・経済的）を効率的かつ計画的に活用して行う一連の諸活動をいう．

狭義の健康管理は，健康人を対象とするものであるが，疾病を有する人を対象とする疾病管理までを含めたものを広義の健康管理という．一方，自分自身で健康管理を行う行動を，自己管理（セルフケア）という．

b．健康管理の目的

健康管理の目的は，健康のあらゆる段階において疾病を予防することであり，疾病予防の段階によって，以下の3つに区分されている．

- 健康の保持・増進，特異的予防（一次予防）
- 疾病の早期発見・早期治療，疾病リスクの発見（二次予防）
- 障害の制限，疾病罹患後の社会復帰，機能訓練（三次予防）

このうち，一次予防は，生活習慣の改善を通じて健康の増進や疾病の予防を図るもので，最も基本的かつ効果的な予防手法として，近年とくに重視されて

いる．また，特異的予防とは，予防接種のように，原因の明らかな疾病に対する特定の予防対策をいう．

健康管理にあたっては，これら各段階の予防法を最適な組み合わせで実施することが重要である．

c．健康管理の戦略

予防医学の戦略として，「ハイリスクアプローチ」と「ポピュレーション（集団）アプローチ」がある．ハイリスクアプローチは，相対的リスクの高い個人のみを対象とするものであり，ポピュレーションアプローチは集団全体を広く対象とするものである．

ローズ[12]は，両者を比較して，対象疾患が集団に広く認められ，罹患率，死亡率が高い場合に，罹患率・死亡率の減少に大きく貢献するポピュレーションアプローチの考え方を強調している．2つの予防医学的アプローチの特徴を理解し，対象や状況に応じて，有効な方法を選択，組み合わせることが重要である．この考え方は，欧米の健康施策に大きな影響を与え，わが国の「健康日本21」[13]でも基本理念の一つとなっている（図7.4）．

d．健康管理の技術体系

健康管理を行うためには，まず対象を設定し，そのニーズに基づく事業計画を立て，計画にしたがって事業を実施し，その結果を評価し，次の計画に反映させるという，「計画（plan）→実施（do）→評価（see）」の連続的な取り組み（PDSサイクル）が基本となる．

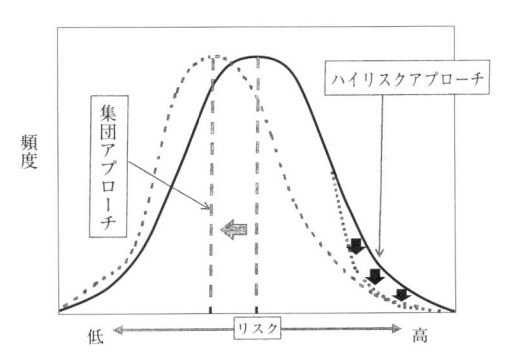

図7.4 ハイリスクアプローチと集団アプローチ
（厚生労働省：健康日本21，2000より改変）

- 現状把握と問題点の明確化　対象となる個人，または集団の健康状況を把握し，問題点やニーズを明らかにする．
- 目標と対策の決定（事業計画）　問題点を解決するための目標の設定および対策の決定を行う．
- 事業の実施　事業計画に基づき，対象および目標を設定し，事業を実施する．
- 事業の評価　事業終了時にあらかじめ決めておいた方法により，評価を実施する．また，評価結果は，計画の見直しや次の計画に反映させる．

7.3.2　健康管理の方法

a．健康教育

　疾病を予防し，健康を保持・増進するためには，一人ひとりが健康に対する正しい知識をもち，それを生活の中で実践することが重要である．健康教育は，対象となる個人や集団に対して正しい知識を提供し，理解させ，実践させるために行うものであり，健康管理の最も基本的な手段である．

　健康教育の主たる目的は個人の行動変容にあるが，その目標や理論は時代とともに変遷している．かつて健康教育は，「知識の普及→態度の変容→行動の変容」というモデルを基に展開されてきた．1970年代以降は，米国を中心に保健信念モデルや汎理論的モデル等の社会心理学的保健行動モデルが提唱され，これに基づく健康教育が展開されてきた．最近では，個人の行動変容に加えて，政策・制度・組織など社会環境整備（社会変容）の必要性が再認識され，健康教育の考え方も，従来の「指導者による指導・操作」型から，「指導を受ける者の自由意思の尊重と合意形成（エンパワーメント）」型へと転換してきた．

　また，健康教育の形態は，表7.2のように様々なものがあり，その対象や目的，内容に応じて，最も効果的なものを選択する必要がある．

b．健康相談

　健康相談とは，心身の健康に関する不安や悩み等について，専門家が個別に相談に応じて必要な指導および助言を行うことにより，来談者が自主的に問題解決できるよう支援することである．健康相談は，通常1対1の個別相談が主

7.3 健康管理システム

表 7.2 健康教育の形態

分　類	形　態	対　象	一般的な効果
個別的（個人的）な働きかけ，個別教育・指導	健康相談，家庭訪問，保健指導，カウンセリングなど	個　人	知識の理解と実行
話し合いが中心となる集会	小集団教育，研究グループ，会議など	小集団 （数十人まで）	共通の理解と実行
一方通行的な集会	講演会，講習会，映画会など	数十人 〜千人程度	簡単な内容の理解，雰囲気づくり
集会の効果を高めるためのもの	シンポジウム，パネルディスカッション，フォーラムなど	数十人 〜千人程度	多角的な理解，関心を深める
マス・コミュニケーション的なもの	テレビ，ラジオ，新聞，雑誌，有線放送など	一般大衆	簡単な内容の理解，情報の伝達，雰囲気づくり
そ の 他	展覧会，見学，コンクール，実演，ロールプレイなど	個　人 〜集団	一般的な理解，関心を深める，具体的なことの理解

(宮坂忠夫：健康学概論，大修館書店，1971 より改変)

であるが，相談の過程で家族や関係者が加わったり，集団相談の形態をとる場合もある．

　健康相談の方法として，カウンセリング的なものと，コンサルテーション的なものがある．カウンセリング的健康相談は，臨床心理士らにより，健康に対する不安や症状を和らげるために行うものである．また，コンサルテーション的健康相談は，医師，保健師らによる，疾病に関する説明や保健指導を主体として行うものである．

　健康相談の内容としては，① 健康上の不安や悩みに関する相談，② 特定の疾病や障害に関する保健指導，③ 精神保健相談，④ 発達相談，⑤ 遺伝相談などが挙げられる．

　こうした健康問題に対して，健康相談が果たす役割は，以下のようなものであろう．

- 来談者の健康上の問題点を明確化し，その解決手段の準備・調整を行う．
- 情報提供することによって，来談者が問題点を自覚し，積極的に解決手段を利用することを促す．
- 来談者が自己の行動を調整できるよう支援する．

c．健康診査（健康診断）

健康診査（健康診断）は，主として疾病の二次予防のための手段として，わが国では広く行われている．また，健康診査は，健康状態を継続的に観察することによって疾病の発症を予防できることから，一次予防としても役立つ．

健康診査の目的は，①疾病の早期発見（スクリーニング）のほか，②健康状態の継続的な監視（サーベイランス），および，③健康影響の継続的な観察（モニタリング）である．

健康診査には，個人を対象とするもの（人間ドックや個別検診など）と，集団を対象とするもの（集団検診や定期健康診断など）がある．

また，健康診査は，地域，学校，職場などにおいて，個人または集団の健康状態全般をチェック（多項目スクリーニング）するための「健診」と，がんや結核など，特定の疾患に罹患していないかどうかを確認（単項目スクリーニング）するための「検診」に大別される．

集団検診において，比較的簡単・迅速に実施できる検査や質問調査などを用いて，疾病に罹患している疑いのある者を，一定の基準に基づいて選び出すことを「スクリーニング」という．スクリーニングでは，それに用いる検査の手法や基準値（カットオフ値）のとり方によって，正常のものを異常と判断（偽陽性）したり，異常のものを正常と判断（偽陰性）したりする場合がある．スクリーニングにより，患者を陽性とする率を「敏感度」，健常者を陰性とする率を「特異度」といい，これらが高いものほど，精度が高い検査といえる（表7.3）．

また，健康診査の結果に基づき，受診者に対して行う保健指導を事後指導という．この事後指導が適切に行われなければ，健康診査はその意義が薄れてしまう．

7.3.3　健康管理の実際

わが国において，制度的に実施されている健康管理活動は，その対象によって，都道府県や市町村が主体となって行う地域保健，学校や教育委員会による学校保健，企業や地域産業保健センター等によって行われる産業保健（職域保健）に大別される．これらの行政体系を，図7.5に示す．

表 7.3　スクリーニング検査の有効性の評価

疾病の有無	スクリーニング検査成績		計
	陽性（＋）	陰性（－）	
あり	a（真陽性）	b（偽陰性）	a＋b
なし	c（偽陽性）	d（真陰性）	c＋d
計	a＋c	b＋d	a＋b＋c＋d（集団全体）

敏感度＝a/(a＋b)
偽陰性率＝1－敏感度
特異度＝d/(c＋d)
偽陽性率＝1－特異度
陽性適中率＝a/(a＋c)
陰性適中率＝d/(b＋d)

a．地域における健康管理（地域保健）

　地域における健康管理活動は，地域保健と呼ばれ，地域住民の健康生活を支援するための保健活動である．地域保健は，厚生労働省が管轄し，都道府県や市町村が主体となって行われている．また，対象の年齢や健康問題に応じて，母子保健，老人保健，精神保健，歯科保健，感染症対策，健康増進など，きめ細かい対策がなされている．

　わが国における地域保健活動は，かつて結核や伝染病などの感染症対策が中心であったが，生活様式の変化や衛生環境の改善などに伴い，がんや循環器疾

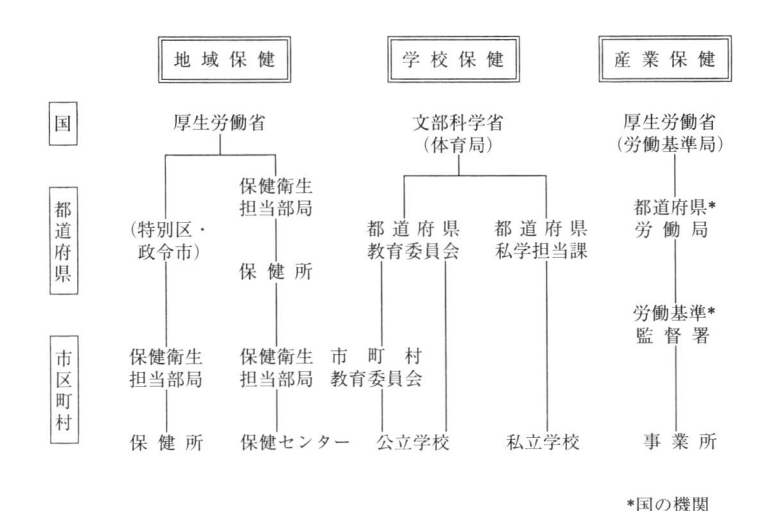

図 7.5　わが国の保健行政の体系

患などの生活習慣病や心の健康問題が主体となってきた．また，高齢化の進展に伴い，寝たきりや認知症（いわゆる痴呆）など，介護を要する高齢者の増加も大きな課題になっている．こうした状況に対応して，地域保健活動も一次予防，二次予防を中心とする予防対策が重視されるようになってきた．

厚生労働省では，1982年に老人保健法を制定し，40歳以上を主たる対象とする老人保健事業をこれまで4次にわたり展開してきた．

また，国民の健康づくりを推進するため，1988年に「アクティブ80ヘルスプラン」[14]（第二次国民健康づくり運動），2000年に「21世紀における国民健康づくり運動（健康日本21）」（第三次国民健康づくり運動）が策定され，栄養・運動・休養を三本柱とする予防活動が展開されてきた．健康日本21では，壮年期死亡の減少，健康寿命の延伸および生活の質の向上を目標に，9つの分野について具体的な目標値が掲げられている（図7.6）．

さらに，介護を要する高齢者が増加する一方，家族や地域における介護機能

生活習慣の見直し	危険因子の減少	疾病等の減少	健康寿命の延伸と生活の質の向上など
○栄養・食生活 ○身体活動・運動 ○休養・心の健康づくり ○タバコ ○アルコール ○歯の健康	○肥満　　○高血圧 ○高脂血　○高血糖 健診の充実 ○健診受診者の増加 ○健診後の対応の強化	○がん ○心臓病 ○脳卒中 ○糖尿病 ○歯の喪失 ○自殺	

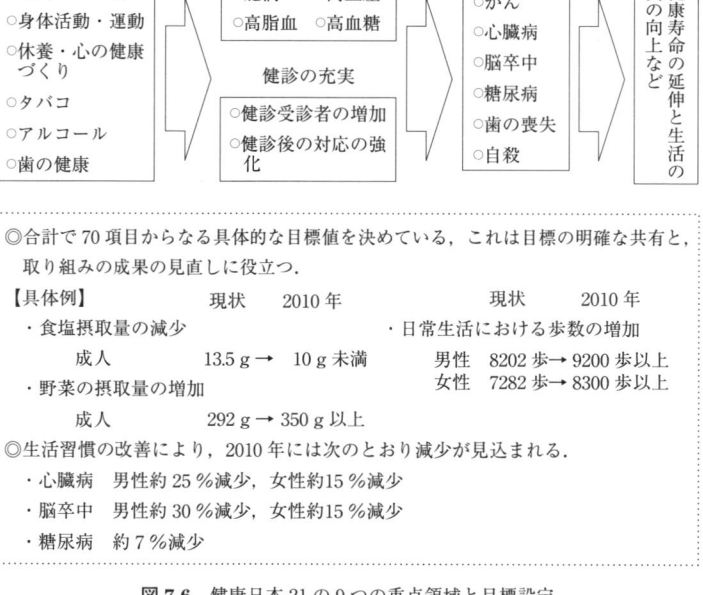

◎合計で70項目からなる具体的な目標値を決めている．これは目標の明確な共有と，取り組みの成果の見直しに役立つ．
【具体例】　　　　　現状　　　2010年　　　　　　　　現状　　　2010年
・食塩摂取量の減少　　　　　　　　　　　　・日常生活における歩数の増加
　　成人　　　　13.5 g →　10 g 未満　　　男性　　8202歩→9200歩以上
・野菜の摂取量の増加　　　　　　　　　　　女性　　7282歩→8300歩以上
　　成人　　　　292 g → 350 g 以上
◎生活習慣の改善により，2010年には次のとおり減少が見込まれる．
・心臓病　男性約25％減少，女性約15％減少
・脳卒中　男性約30％減少，女性約15％減少
・糖尿病　約7％減少

図7.6　健康日本21の9つの重点領域と目標設定

が低下していることから，2000年には介護保険制度が施行され，各種介護サービスが提供されている．

b．学校における健康管理（学校保健）

学校保健とは，文部科学省設置法第5条によると，「学校における保健教育および保健管理をいう」と定められている．学校保健の目的は，児童生徒および教職員の健康を保持・増進し，健康生活の実践能力の発達を図るとともに，学校教育活動に必要な保健安全的配慮を行うことである．

学校保健の対象は，幼稚園から大学にいたる教育機関とその園児，児童，生徒，学生および教職員で，対象者数は約2400万人と人口の1/5を占める．学校保健は，成長期における心身両面にわたる健康管理はもとより，その後の健康生活への基礎づくりという面でも重要な役割を果たす．また，教職員の健康管理は，個人のみならず児童生徒の健康への影響を考慮して行われている．

学校保健は，児童生徒の健康生活能力の発達を目指す「保健教育」と，健康を保持・増進するための「保健管理」が二本柱となっている．保健教育は，学校教育法（学習指導要領）に基づく教育活動であり，保健学習と保健指導に大別される．また，保健管理は，学校保健法に基づいて行われるもので，健康診断，健康相談，伝染病予防および学校環境衛生からなる．こうした学校保健活動を効果的に行うために，「学校保健委員会」が設置され，学校保健安全計画の策定，並びにその円滑な実施が図られている．

c．職場における健康管理（産業保健）

わが国の就労人口は，女性の就業の拡大や雇用形態の多様化などに伴い，近年，著しく増加しており，人口の約半分，およそ6500万人となっている．産業保健の目的は，職場を安全で衛生的な環境に整備し，労働に起因する健康障害の発生を予防するとともに，労働者の健康を保持・増進させ，作業能率の向上を図ることにある．

職場における健康管理（労働衛生管理）は，主に労働安全衛生法に基づいて実施され，① 作業環境管理，② 作業管理，③ 健康管理の3要素（いわゆる労働衛生三管理）が基本とされ，これに労働衛生管理体制および労働衛生教育を加えたものは，五管理とよばれる．

作業環境管理とは，作業環境中の有害因子を除去し，快適な作業環境を維持

するために行われる．作業管理とは，職業性疾病の発生を予防するため，作業内容，作業条件など，作業自体を管理することである．また，健康管理とは，労働者の健康を継続的に観察（健康診断や人間ドックなど）することにより，職業性疾病の予防，衛生環境の改善，向上を図ることである．職場における健康診断として，全労働者を対象とする一般健康診断と，有害業務従事者を対象とする特殊健康診断が実施されている．

近年，技術革新や就業形態の多様化，労働人口の高齢化などにより，職場においても生活習慣病やストレスの増加への対策が求められている．そのため，厚生労働省（旧労働省）は，1989（平成元）年に「トータル・ヘルス・プロモーションプラン（THP）」[15]（図7.7）を策定し，労働者の心身両面にわたる健康の保持・増進対策が進められている．また，職場におけるメンタルヘルス対策の充実を図るため，2001年には「事業所における心の健康づくりのための指針」が策定された．

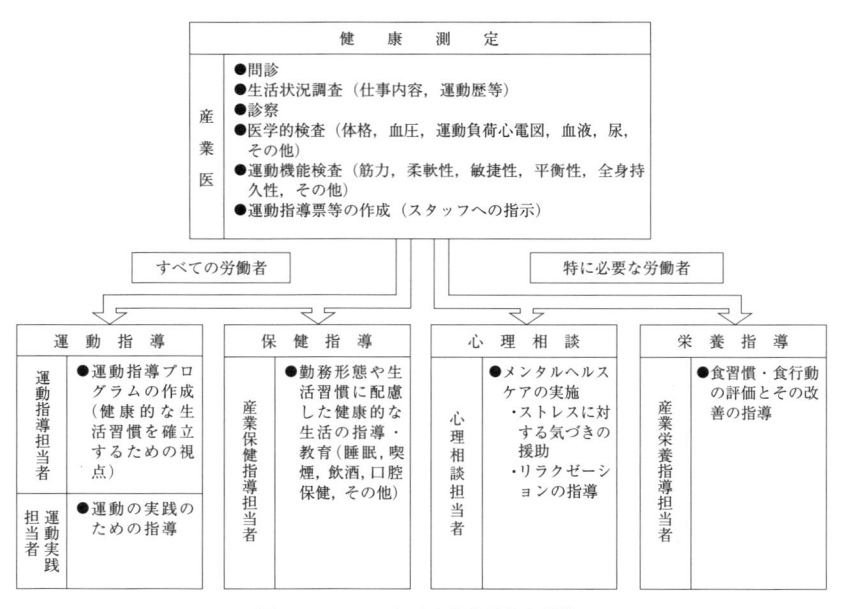

健康測定

産業医
- 問診
- 生活状況調査（仕事内容，運動歴等）
- 診察
- 医学的検査（体格，血圧，運動負荷心電図，血液，尿，その他）
- 運動機能検査（筋力，柔軟性，敏捷性，平衡性，全身持久性，その他）
- 運動指導票等の作成（スタッフへの指示）

すべての労働者 / 特に必要な労働者

運動指導

運動指導担当者
- 運動指導プログラムの作成（健康的な生活習慣を確立するための視点）

運動実践担当者
- 運動の実践のための指導

保健指導

産業保健指導担当者
- 勤務形態や生活習慣に配慮した健康的な生活の指導・教育（睡眠，喫煙，飲酒，口腔保健，その他）

心理相談

心理相談担当者
- メンタルヘルスケアの実施
- ストレスに対する気づきの援助
- リラクゼーションの指導

栄養指導

産業栄養指導担当者
- 食習慣・食行動の評価とその改善の指導

図7.7 THPにおける健康測定と指導
（国民衛生の動向，2005）

7.3.4 疾病管理

a．がん

1）疫学

わが国におけるがん（悪性新生物）による死亡は，1981年以来死因の第1位となっており，2004年の死亡数は約32万人と死亡全体の約3割を占めている（図2.2参照）．部位別にみると，男性では肺がん(22.3%)，胃がん(17.2%)の順に，女性では大腸がん(14.6%)，胃がん(14.2%)，肺がん(12.3%)の順に多い．

がんの多くは，宿主要因と環境要因が相互に作用し，多要因，多段階のメカニズムにより，加齢の影響を受けて発生するとされる．宿主要因として，性，年齢，遺伝的素因などが，環境要因として，たばこ，アルコール，食生活，運動，ストレス等が挙げられている．

2）予防

がんの一次予防としては，危険因子や発がん物質を除去することが基本である．がん予防のための生活習慣として，国立がんセンターによる「がんを防ぐための12カ条」[16)]（表7.4），がん疫学研究会によるがん予防指針「生活習慣と主要部位のがん」等がある．二次予防としては，がんを早期発見・早期治療することであり，わが国では，死亡率や罹患率が高く，発見後の生存率が高い，胃がん，肺がん，大腸がん，乳がん，子宮がん等を中心に，がん検診が広く行われている．

表7.4 がんを防ぐための12カ条（国立がんセンター）

第1条	偏食しないで，バランスのとれた栄養をとる．
第2条	同じ食品を繰り返して食べない．
第3条	食べ過ぎを避け，脂肪を控える．
第4条	深酒はしないで，お酒はほどほどに飲む．
第5条	タバコは少なくする．
第6条	適量のビタミンA・C・Eと食物繊維を多くとる．
第7条	塩辛いものは少なめに，熱いものは冷ましてから食べる．
第8条	ひどく焦げた部分は食べない．
第9条	カビの生えたものは食べない．
第10条	日光に当たり過ぎない．
第11条	過労やストレスを避け，適度な運動をする．
第12条	体を清潔に保つ．

b．循環器疾患

1）疫学

高血圧，心疾患，脳血管疾患（脳卒中），動脈硬化症などを総称して，循環器疾患という．2004年の人口動態統計[17]では，心疾患による死亡は約16万人（15.5％），脳血管疾患による死亡は約13万人（12.5％）となっている．わが国は，欧米に比べ，心疾患による死亡は少なく，脳血管疾患による死亡は多いという特徴がある．また，2002年の患者調査[18]によると，医療機関を受診している総患者数は高血圧が699万人と最も多く，脳血管疾患137万人，虚血性心疾患91万人となっている．

近年の循環器疾患の増加や内容の変化は，人口の高齢化や生活習慣の変化による影響が大きい．循環器疾患の発症には，食事，運動，ストレス等の生活習慣をはじめ，多くの要因が関与している．とくに，高血圧は，他の循環器疾患の危険因子にもなっている．

2）予防

虚血性心疾患については，高コレステロール血症，高血圧，喫煙が三大危険因子とされている．脳血管疾患の最大の危険因子は高血圧であるが，その他の危険因子として，喫煙，糖尿病などが挙げられる．

循環器疾患の一次予防のためには，これらの危険因子の除去をはじめ，生活習慣の改善が基本である．また，二次予防のためには，各自が健康診査などにより，その病状や危険因子の程度を把握するとともに，必要に応じて専門医による治療を受け，疾患の悪化・進行を予防することである．また，脳卒中後遺症や心筋梗塞後の患者に対しては，三次予防として，機能回復と社会復帰に向けた専門家によるリハビリテーション（機能訓練），ならびに生活習慣の改善や治療の継続による再発防止が重要である．

c．糖尿病

1）疫学

糖尿病とは，インスリンの絶対的不足（Ⅰ型糖尿病），または相対的不足（Ⅱ型糖尿病）に起因する糖代謝異常をいう．

2002年に厚生労働省が実施した「糖尿病実態調査」[19]によると，わが国において糖尿病が強く疑われる人（$HbA_1c > 6.1$ または治療中）は約740万人

で，これに糖尿病の可能性を否定できない人（HbA$_1$c＞5.6）を加えると約1620万人となっている．男女とも年齢が上がるにつれこの割合が高まる傾向にあり，とくに40歳代から急増し，60歳以上では3人に1人という状況であった．

こうした糖尿病の増加は，運動不足や偏食，エネルギーの過剰摂取，ストレスの増加などの不適切な生活習慣によるものが大きい．糖尿病は，初期には自覚症状も少ないが，進行すると脳卒中や虚血性心疾患のほか，糖尿病性腎症，網膜症などを引き起こすことから，その予防と管理が重要である．

2）予防

II型糖尿病の発症には，食事や運動などの生活習慣が大きく関与している．したがって，一次予防としては，美食・過食を避け，適度な運動を実行することにより，肥満やエネルギーの過剰摂取を防ぐことが基本となる．また，定期的に健診を受け，早期発見・治療に努めることが二次予防として重要である．とくに，II型糖尿病では遺伝的素因による影響も大きいので，近親者に糖尿病がある場合は注意が必要である．

糖尿病治療の原則は，食事療法，運動療法および薬物療法（経口血糖降下剤，インスリン等）の組み合わせによる血糖コントロールであるが，初期のうちは，食事療法と運動療法から始める．糖尿病を発症した場合，適切な治療の継続は，血糖を良好にコントロールし，悪化を予防するとともに，重篤な合併症を予防する上できわめて重要である．

d．肥満

1）疫学

肥満とは，脂肪組織に過剰に脂肪が蓄積した状態をいい，単に体重が重い「過体重」とは異なる．肥満の大部分は単純性肥満であり，一部に疾患が原因で起こる症候性肥満がある．単純性肥満の原因は，主にエネルギーの過剰摂取と運動不足である．

また肥満は，脂肪の蓄積する部位により，内臓脂肪型肥満（上半身肥満）と皮下脂肪型肥満に分類される．

肥満の判定のためには，身長と体重による算出法のほか，体脂肪量の測定，皮下脂肪厚の測定などが行われる（表7.5）．2003年の国民健康・栄養調査結

表 7.5 肥満の判定法

方　　法	定　　義	備　　考
ブローカ指数	{体重(kg)/(身長(cm) − 100)} × 10^2	肥満：120〜 成人に適用
（桂変法）	〔体重(kg)/{(身長(cm) − 100) × 0.9}〕 × 10^2	日本人用に改変
ローレル指数	{体重(g)/(身長(cm))^3} × 10^7	肥満：160〜 学童期に適用
BMI	体重(kg)/(身長(m))^2 （body mass index の略）	体脂肪量との相関 が高い　肥満：25〜
皮下脂肪厚	皮下脂肪厚（上腕背側部＋肩甲骨下角部）の測定値に基づいて判定	肥満：男 40mm〜 　　　女 50mm〜
肥満判定表	厚生省の定めた性別，年齢階級別の肥満判定表によって判定	判定が容易
体脂肪測定	体脂肪量を推定する間接法として，体密度法，体水分法，体内電気伝導度測定法などがある	最も精度が高い

果[20]）によると，肥満者（BMI≧25）の割合は，男性では20年前の約1.5倍に増加しており，30〜69歳では約3割を占める．また女性では60歳代で肥満者の割合が3割を超えていた．

肥満は，単純性のものであっても，糖尿病，虚血性心疾患，高血圧，胆石症などの疾患を引き起こしやすい．とくに内臓脂肪型肥満は，高血圧や糖尿病，高脂血症，さらには心血管疾患などの生活習慣病を引き起こす土台となっていることから，「メタボリック・シンドローム」と名づけられ（表7.6），その予防の重要性が強調されている．

表 7.6 メタボリック・シンドロームの診断基準

内臓脂肪（腹腔内脂肪）蓄積	
ウエスト周囲径（腹囲）	男性≧85 cm
（内臓脂肪面積≧100 cm^2 に相当）	女性≧90 cm
上記に加え，以下のうち2項目以上該当	
高トリグリセライド（TG）血症	≧150 mg/dl
かつ／または	
低 HDL コレステロール血症	＜ 40 mg/dl
収縮期血圧	≧130 mm/Hg
かつ／または	
拡張期血圧	≧ 85 mm/Hg
空腹時血糖	≧110 mg/dl

（日本内科学会ほか，2005）

2）予防

単純性肥満を予防するためには，食事と運動に留意し，摂取エネルギーと消費エネルギーのバランスを図ることが基本である．食事については，過食を避けるとともに，糖質と脂質を制限してタンパク質の摂取に重点をおき，栄養のバランスを図ることがポイントである．肥満予防の運動については，脂肪を効率よく燃焼させることを目的に，ウォーキング，ジョギング，水泳など中等度の有酸素運動を長時間続けることが効果的とされている．

e．感染症
1）疫学

病原性のある微生物（ウイルス，細菌，寄生虫など）が体内へ侵入することによって起こる疾病を感染症という．わが国では，かつて結核をはじめ，伝染病や寄生虫症，などの感染症が主要な疾患であった．近年，衛生環境や栄養状態の改善により，感染症は全体として激減したものの，結核罹患率の減少の鈍化，後天性免疫不全症候群（AIDS），エボラ出血熱，重症急性呼吸器症候群（SARS）などの新興・再興感染症の出現，輸入感染症や性行為感染症の増加などが問題となっている．

2）予防

わが国では，結核予防法及び感染症法（感染症の予防及び感染症の患者に対する医療に関する法律）に基づき，予防対策が行われている．感染症法では，1類〜5類感染症，指定感染症および新感染症に分類され，それぞれ対応が定められている．感染症の発生（成立）には，感染源，感染経路，宿主の感受性の三要因が関係しており，これらに対応した予防対策を講じる必要がある．

- 感染源対策：殺菌，消毒などにより病原体を殺したり，病原体の排出を抑制する対策
- 感染経路対策：病原体の生体内への侵入経路を遮断し，侵入を防止する対策
- 感受性対策：生体側の免疫力を高め，病原体に打ち克つ対策（予防接種）

f．精神疾患
1）疫学

精神障害とは，「精神分裂病，精神作用物質による急性中毒またはその依存症，知的障害，精神病質その他精神疾患を有する者」（精神保健福祉法第5

条）とされている．

近年，社会構造の変化や人間関係の複雑化などに伴って精神的負担が増大しており，心の健康の重要性が一層高まっている．また，高齢化の進展に伴う認知症（痴呆）の増加や社会経済の悪化などに伴う自殺者の増加が社会問題となっている．さらに，いじめや不登校，少年犯罪などが増加しており，発達期の子どもの心の問題も課題となっている．

2002年の患者調査[19]によると，精神科入院患者の6割弱が統合失調症（精神分裂病）で，ついで，認知症（痴呆性疾患），気分障害（躁うつ病を含む），精神作用物質使用による精神および行動の障害の順となっている．また，外来患者では気分障害が28.9％と最も多く，ついで，統合失調症25.2％，神経症性障害・ストレス関連障害21.1％の順である．自殺者については，1998年以降，とくに45歳〜60歳の働き盛りの男性の増加が著しい．

2）予防

近年，精神疾患についても通院治療が主体となってきており，受診しやすい環境になりつつある．しかしながら，精神科を受診することについて依然として抵抗があることから，地域や学校，職場などにおけるストレス対策や対人関係の調整，心理相談などが精神疾患を予防し，心の健康づくりを進める上で重要である．

ストレスを軽減するための方法として，運動やスポーツ等，生活習慣の改善によるもののほか，リラクセーション法や認知・行動科学的アプローチ等によるストレス・マネジメントが知られている．

【文　献】

1）宗像恒次：新版行動科学からみた健康と病気，メヂカルフレンド社，1990．
2）Parsons, T.：*The Social System*, Free Press, 1951.
3）Parsons, T., 武田良三監訳：新版社会構造とパーソナリティ，新泉社，2001．
4）宗像恒次：保健行動論の必要，看護技術 29(14), 20-29, 1983．
5）宗像恒次：保健感覚を高める，ナースステーション 8, 73-79, 1978．
6）Munakata, T.：Psycho-Social Influence on Self-Care of the Hemodialysis Patient, *Social Science and Mediciine* **16** (13), 1253-1264, 1982.
7）World Health Organization：*Health and Welfare Canada*, Public Health Association, Ottawa Charter for Health Promotion. 1986.

8) 厚生統計協会編：国民衛生の動向，2004.
9) 健康・体力づくり事業財団編：健康日本21（21世紀における国民健康づくり運動について），2000.
10) 津田　彰，馬場園明編：現代のエスプリ440―健康支援学ヘルスプロモーション最前線―，2004.
11) 種田行男：健康支援とネットワーク―武蔵野市の健康づくり支援事業―，教育と医学の会編：これからの健康支援，教育と医学 **615**，82-92，2004.
12) Rose, G.：*The Strategy of Preventive Medicine*, Oxford University Press，1992.
13) 厚生労働省：21世紀における国民健康づくり運動（健康日本21），2000.
14) 厚生省：第二次国民健康づくり対策（アクティブ80ヘルスプラン），1988.
15) 労働省：労働者の心身両面にわたる健康保持増進措置（トータル・ヘルスプロモーション・プラン，THP），1988.
16) 国立がんセンター：がんを防ぐための12カ条，がん研究振興財団，1985.
17) 厚生労働省：人口動態統計，2004.
18) 厚生労働省：患者調査，2002.
19) 厚生労働省：糖尿病実態調査，2002.
20) 厚生労働省：国民健康栄養調査，2003.

8. 社会生活と健康

8.1 職業・作業活動と健康

8.1.1 作業活動と健康（身体的・精神的側面）
a．作業活動の歴史的変遷
　作業活動とは，人間が行うすべての行為を包括する言葉である．人間生活において作業することはごく自然な活動であり，生命を維持するために重要な役割を担っている．縄文時代，人間は生命を維持するために，道具を作り，狩りをした．そして，動物を食するために火をおこした．時代が進み，弥生時代には農作物を作り，収穫して生命を維持した．科学が発展し，日進月歩で生活様式が変化する現代社会においても，同様に人間は生命維持のために作業活動を行っている．

　したがって，人間は食生活を確立することで生命維持を行い，知力や体力を養い，生活を仕事へと発展させ，さらに文明や産業を繁栄させた．つまり人間は作業活動と生活において相対的独立性や相互依存性の関係の中で共存共栄してきた．

b．作業活動と作業療法
　この作業活動と呼ばれる日常的に毎日平凡に繰り返される生活活動を治療手段として活用しているのが作業療法である．実際，作業療法は身体的・精神的分野において障害のあるものに対し，作業活動を利用して医療・福祉・保健の分野で活躍している．作業療法における作業活動の時代的要約をみると，精神

的領域はヨーロッパを中心に精神障害者を対象にその効果が示された．また，身体的領域は第一次世界大戦時，戦争の戦傷者の身体障害者に利用され，その効果が着目された．

西暦172年に，ガレンは木工作業や農業（土掘り）などを精神障害者に処方し，身体面・精神面に一定の効果を得て，「仕事をすることは，自然の中で最善の医師であり，人間の幸福に不可欠なものである」と提唱した．健康に生活を送るためには作業活動は絶対条件といえる．

人間は，仕事（目的動作）をどのように活用するかが，その発達に影響を与えるという能動的な存在である．すなわち，人間は，外的・内的因子の影響による主観的動機によって仕事（目的活動）を行い，自らの身体的・精神的・社会的環境に直接影響を与えることができる存在である．しかし，ただ仕事（目的動作）を行うだけで健康な生活を得られるわけではなく，仕事の選択や仕事量の決定，環境因子やライフスタイル等多くの要素が相まって身体的・精神的幸福を手に入れることができる．

作業活動のこうした過程の中で，健康を促進する因子を模索し，仕事（目的動作）に適応させていくことで健康を得やすい状況となる．また，過程を阻害する因子を模索することにより不健康の原因を見つけ，それを改善し促進する因子へと変化させることによって身体的・精神的により健康に近い状態へと変化させることができる．

c．作業活動の分類

作業活動は，①日常生活活動（基本動作，食事，排泄，入浴など），②生活関連活動（家事，育児，近隣への外出など），③仕事（生産的活動），④余暇活動（スポーツ，レクリエーション，趣味活動など），⑤休息（睡眠）に大別することができる．

作業活動を継続することにより，その作業的行動は真剣なものから軽薄なものまで，公式（公的）なものから非公式（私的）なものまで，生産的活動から非生産的活動までの2つの範囲のどこかに位置する．

これらの諸活動を行うため，人間には運動機能，感覚統合機能，高次脳機能（行為概念機能，認知機能，言語機能），心理機能，社会適応機能などを統合し，実に精巧に，環境に適した作業遂行能力を作り，心身の健康を保ってい

る．

　作業活動を人間は利用し，それぞれに正と負の利用結果を出した．正の利用結果としては，身体諸機能の維持や向上，知的能力の向上，対人交流の円滑さ，日常生活の安定，自己啓発，社会的価値観の認識や向上などが挙げられる．また，負の利用結果としては，例えば，腰痛や疲労などの身体的症状，心理的不安定や精神科疾患などの精神的ストレス等が挙げられる．

d．作業活動と身体的側面

　人間は，脳・脊髄の中枢神経系と脳神経・脊髄神経・自律神経の末梢神経系を有しており，これらの神経系は複雑な構造のうえに豊富な刺激を必要とする．この刺激は乳幼児期・少年期・青年期・成人期・壮年期・老年期のそれぞれに環境が存在し，各期に適した活発な社会参加が重要となる．

　乳幼児期～青年期を成長期，成人期～高齢期を維持期と大別して整理する．成長期における子どもの神経系および筋骨格系は，あそびという作業活動を通じて学習し成長する．あそびは，成長期の神経系が要求する運動プログラムに重要な刺激を与え，環境適応する場となる．成長期の身体的構造は遺伝子レベルでの定められた変化も重要であるが，あそびの環境から運動神経や感覚神経が経験する成長の変化も多くの影響を含んでいる．あそびの経験不足は，成長後の維持期において不健康となり，多くの弊害を導くことになる．

　維持期の作業活動は，成長期で発達した生物学的機能を保つために必要となる．例えば，神経系機能（運動・感覚・自律）の維持，筋力・筋持久力の維持，関節可動域の維持，心肺機能（循環・呼吸）の維持，生理機能（代謝・ホルモン等）などが生理学的機能となる．維持期には，生産的活動・余暇活動（趣味）・スポーツが主たる作業活動になり，これらが不足するとストレスとなり，身体的にも多大なる悪影響を及ぼす．年齢が若いときは，多少のストレスを受けても健康を維持することができるが，壮年期から老年期にかけてストレスを受けることは寿命に影響を与える．これは，人生を有意義に過ごしている人に比べ，無為に人生を過ごしている人が急に重い障害を生じたり，病気により死亡することが比較的多い傾向にあることからもわかる．

　このように，作業活動は人間の身体的な健康を保つために重要かつ必要なものであり，われわれの人生をも左右しかねないものであるといえる．

e．作業活動と精神的側面

　作業活動と人間の精神的側面の間には，身体的側面と同様に密接な関係があり，成長期と維持期に分けて整理する．成長期のあそびには，子どもの世界観が存在し精神面に対して重要な現実的社会の刺激を有している．「三つ子の魂百まで」というように，成長期にあそびから学ぶ精神的経験は，維持期における精神的社会適応に大きな影響を与える．

　成長期のあそびは，肯定的や否定的な情緒を経験させ，同じ年代の集団社会の中で秩序や上下関係，優越感や劣等感などを経験する．これは，維持期における社会生活環境の準備段階ともいえる．

　成長期の集団や対人関係は，成長とともに家庭から近隣，近隣から学校（幼稚園，保育園，小・中・高等学校），そして，地域社会へと拡がり，より高度化していく．その中で子どもは，自分の感情や周囲の出来事をコントロールし成功・失敗体験をする．純粋な気持ちをもつ子どもが，あそびから多くの経験をすることは，創造力を豊かにして将来の社会生活から受ける多くのストレスに対する耐性を養うこととなる．

　成長期にあそびの経験が少なく，または，大人からあそびを奪われた子どもは問題解決能力が乏しく，人間関係調整もうまくできないため，維持期における作業活動（とくに生産的活動）で失敗することが多くなり，その結果として社会生活が不適応になる可能性が高い．

　維持期は，自分自身や家族の生活を安定させるため，作業活動を利用するようになる．とくに，生産的活動については安定した収入を求めて活動する機会が多くなる．また，生産的活動は作業能力や対人関係などの自己評価がしやすく，精神的安定を図る手段となる．しかし，生産的活動における精神的安定は多くのストレスと表裏一体であり，日常生活活動や生活関連活動，余暇活動（趣味）などでストレスを発散し，人生への活力にすることが重要である．また，老年期では生産的活動が減少するため個人の能力は減退する．しかし，多くの余暇活動を通じ過去の経験を生かした活動と新しい活動の探索が刺激となり，有意義な生活を送ることにより精神面の健康につながる．

　健康を保つための精神的側面は，公的な場での精神状態と私的な場での精神状態とのバランスを良好にし，いかに安定した精神面を維持するかということ

が重要である．

8.1.2 生活環境（ハード面とソフト面）

a．国際生活機能分類（ICF）

ICF（International Classification of Functioning, Disability and Health）は，障害をもつ当事者とその家族，専門家など，障害に関わるすべての人の「共通言語」を目指し，国際障害分類（ICIDH）の改訂版として策定された．

ICF 分類の目的は，健康状況と健康関連状況を記述するため，統一的で標準的な言語と概念的な枠組みを提供することであり，それに含まれる領域は健康領域と健康関連領域に分類される．この2つの領域は身体，個人，社会という3つの視点に立って，①心身機能・構造，②活動と参加，に分類している．

今回の改訂でとくに注目される点は，背景因子として環境因子（environmental factors）と個人因子（personal factors）が整備されたことである．とくに環境因子は，物的環境や社会的環境，人々の社会的態度による環境の特徴的がもつ促進因子と阻害因子について整備され，環境が個人にもたらす影響の重要性が明確になったと捉えることができる．

b．生活環境

「生活」と「環境」の合成語である生活環境（living environment）は多様な構成要素をもち，この用語の使用方法も多岐にわたる．生活環境とは，「生命の営みを行う人間を取り囲んでいる世界」であり，人間と生活環境は相互作用の影響を及ぼす関係といえる．このうち比較的身近な福祉を取り巻く生活環境として，生活環境と健康について考えることにする．

福祉を取り巻く生活環境のニーズの多くは，子どもや高齢者などの援助を必要とする場合や障害者・障害児などの介護を必要とする場合など，自宅や地域社会での日常的な生活の問題解決のために表面化される．これら環境面に対するニーズは，大きく物的なもの（ハード面）と人的なもの（ソフト面）に分けることができる．

c．ニーズとディマンズ

人間は自己の希望を「ニーズ（needs）」と「ディマンズ（demands）」という形で表現する．ニーズとは「必要性」「希望」「願い」等と言い換えることが

でき，人間が自己の内面で考えている本心であり，他者に向けてあまり表現をしない．ディマンズは「要求」「欲求」「請求」などという言葉に置き換えることができ，言葉や態度で外部に向けて表現される．ディマンズは，本心で考えている内なる感情のニーズが部分的に表現されることが多い．例えば，「玄関の段差を解消してほしい」と表現された場合，「段差解消」はディマンズとなり，ニーズは「外出したい」ということになる．

　これらのことは，とくに生活に対し何らかの障害をもつ場合に強く，ディマンズとして表現されるため，常に対象者の深層心理の隠れた感情を模索し，真のニーズ（true needs）を見つけ出すことが，福祉を取り巻く生活環境を健全に保つことにつながる．

d．物的環境（ハード面）におけるニーズ

　適した物的環境は適した生活活動を導く．その結果，閉じこもりや寝たきりの予防となり，活動範囲は拡大し，生きる活力が生まれる．建築構造が配慮されたものであれば，身体的負担は少なく疲労しにくい．また，活動できる空間が広ければ精神的ストレスが少なく，精神面でも健康を保つことができる．これらは健常者や障害者すべての人間がもつ潜在的な真のニーズであり，福祉を取り巻く物的環境のニーズは，日常生活活動や生活関連活動をスムーズに行いたいということに密接に関係し，多くの手段や方法が用いられる．

　福祉を取り巻く環境の代表的なものに，ノーマライゼーションの理念を具体的に実践していく考え方のバリアフリーデザインとユニバーサルデザインがある．バリアフリーは1960年代以降，米国で身体障害者に対する建築物の段差や扉など，物理的障壁を解放するという意味で広まった．現在では社会生活やIT分野などで広義に使われている．わが国では，1995（平成7）年，策定の「障害者プラン（ノーマライゼーション7ヵ年戦略）」の中で住宅整備の推進が示され，住まいや地域での活動の場の確保が目標とされた．2003（平成15）年には「新障害者プラン」が策定され，目標達成のための具体的数値目標が掲げられた．この中で，ユニバーサルデザインによるまちづくりや住宅・建築物のバリアフリー化の推進など，生活環境における重点項目が示された．

　1994（平成6）年に「高齢者，身体障害者等が円滑に利用できる特定建築物の建築の促進に関する法律（ハートビル法）」が制定された．その後，わが国

で急速に進む高齢化に対応し，2003（平成15）年の改正で特定建築物の対象が拡大され，また老人ホームのような高齢者や身体障害者などが利用する特定建築物には「利用円滑化基準」が義務づけられた．さらに，ユニバーサルデザインは，1990（平成2）年，米国で制定された「障害をもつアメリカ人法（ADA）」により社会に広く知られるようになった．ユニバーサルデザインとは，年齢や身体能力，障害の有無など個人の特徴による区分がなく，誰でもが使いやすいデザインのことであり，すべての人が安全かつ快適な生活ができる環境づくりを設計段階から考えている．これら国が掲げている制度の他にも各自治体や企業でバリアフリーデザイン・ユニバーサルデザインに基づいた積極的な取り組みが行われている．階段の横に緩やかな傾斜のスロープを設置することや介護タクシー・低床型バスの増加などが例に挙げられる．

住居におけるニーズの目的の焦点は日常生活活動（床上動作・移動・排泄・入浴・食事・整容・更衣・コミュニケーション）の向上と外出に多く集中する．この目的を達成するための方法として，住環境整備（住宅改造）と福祉用具の導入が挙げられる．住環境整備の場所とそのポイントを以下にまとめて整理する．

① 玄関・アプローチ：手すりの設置・スロープの設置・玄関スペースの確保・上がりかまちの高さ調節など
② 廊下・階段：有効幅員の確保・床仕上げ・手すりの設置・踏面の幅と蹴上げの高さ調節・各部屋との段差解消など
③ トイレ：入り口や便座の配置・スペースの確保・手すりの設置・ドアの形状など
④ 洗面所・浴室：洗面台の高さ・水道栓の形状・ドアの形状・出入り口の段差解消・浴槽の形状・床仕上げ・換気と暖房設備など
⑤ 居室・居間：ベッドの高さ・床仕上げ・移動スペースの確保など
⑥ その他：照明の明るさ・壁やカーテン等の色彩・家具の選択や配置など．

以上のような住居の環境を整えることにより，家庭内の事故（転倒・転落・浴槽内での溺死など）を予防し，安全で快適な生活を送ることができる．

福祉用具の導入は専門的な知識を必要とするが，杖や車椅子などの歩行支援

機器や電動ベッド，階段昇降機，段差解消器，自助具，リフト等，各日常生活活動に適した機器を活用することで活動の容易さや快適さを得ることができる．日常生活活動を身体的・精神的に余力をもって行うことは社会交流への活力を生み，住環境整備と調和して外出の機会を多くし，健康な社会生活を営むことを可能にする．

e．人的環境（ソフト面）におけるニーズ

現在のわが国では，核家族化やいわゆる田舎離れが深刻な問題であり，とくに農村地域では高齢化が急速に進んでいる．そして，高齢者が高齢者の生活援助（介護）をするといった結果を生んでいる．物的環境のニーズを満たしたとしても，自力では外出や日常生活活動ができない高齢者や障害者は家族の介助や人の手を必要とする．しかし，介助者が高齢者の場合，介護力が非常に弱く，当事者のニーズを十分に満たすまでに至らない．ニーズが満たされないままでストレスが増大すると家族関係は不良となり関係障害を生じる．一方の介助者も腰痛や膝痛などの身体症状が出現し，ストレスに悩まされることになる．

このように，人的環境の弊害は当事者や取り巻く家族などの身体的・精神的健康に悪影響を及ぼす．2000（平成12）年より実施された介護保険制度では，このような人的援助も視野に入れている．ホームヘルプサービス・通所リハビリテーション・通所介護・訪問リハビリ・訪問看護・短期入所などが代表的なものである．これらのサービスは自立支援と個別的尊重を理念にもち，対象者の身体および精神面の支援と，介護にあたる家族の身体的・精神的負担を軽減することを目的にしている．このような介護保険制度のサービスやわが国におけるその他の制度や資源を有効活用することは，人的環境へのニーズを満たし，物的環境の整備と相まって健康の定義である「身体的，精神的，社会的に完全に良好な状態」に近づいていく．

8.2 住環境と健康

8.2.1 内的環境と外的環境

フランスの生理学者，ベルナールは，人間には2つの環境があることを指摘

している．1つは，身体を取り囲んでいる環境（外的環境）であり，他の1つは，身体の内部にある環境（内的環境）である．

人間は，身体の内部の水，酸素，体温および栄養素の補給（塩類，脂肪，糖など）等の内的環境を一定範囲に保っている．そうした状態を保つ働きを，ホメオスタシス（homeostasis：恒常性の維持）という．人間は様々に変化する外的環境のなかで，内的環境を維持することにより，生命を維持することが可能である．

8.2.2 環境の分類と要素

一般的には，環境とは外的環境を意味する．ここでは，外的環境を環境として述べる．環境は英語で environment といい，これは environ（取り囲む）という動詞からできた名詞である．広い意味での環境は，人間を取り囲むすべてのものである．

環境は，自然環境と社会的環境（人為的環境）とに分けられる．人間は，地形や気象，植物や他の動物などの自然環境に適応して生きてきた．同時に，雨や風，寒さや暑さ等の刺激に対応する手段として，住まいや衣服などの保護的環境を作り上げてきた．

環境には，化学的要因，物理的要因，生物的要因，社会的要因が含まれる．化学的要因とは，空気（酸素，炭酸ガス，窒素，一酸化炭素），水，粉塵などであり，物理的要因とは，気候（温度，湿度，気流），熱，光，音など，また，生物的要因は，植物，動物，細菌，ウイルス等である．社会的要因は，文化，産業，教育，経済，交通，人などである．

8.2.3 住 環 境

人間の住居は，社会的環境に分類されるが，自然環境の影響を受けながら，様々な環境要因によって構成されている．生活の主要な場である住居環境の要因と健康について考えてみる．

a．空気

空気は，生命を維持するために必要不可欠な酸素を含んでいる．空気中の酸素含有量は20.9％である．人間は酸素を取り込み，体内で生じた二酸化炭素

(CO_2；炭酸ガス）を排出している．大気中の二酸化炭素は 0.03％であるが，呼気中の二酸化炭素は 4％である（表 8.1）．

閉め切った部屋の中に，長時間，または大勢の人間がいると，酸素濃度が低下し，二酸化炭素が多くなる．室内空気汚染の指標として，二酸化炭素が用いられる．日常生活の許容濃度は 0.1％である．室内の空気を清浄に保つために必要な新鮮空気量が必要換気量であり，炭酸ガス濃度を基準として，次式より求められる．

必要換気量（m^3/時）=

$$\frac{室内に発生する炭酸ガス量（m^3/時）}{炭酸ガスの許容度（0.1\%）-新鮮外気中の炭酸ガス濃度（0.03\%）}$$

b．水

人間の体重の 60～70％は水である．その 10％を失うと脱水になり，20パーセントを失うと，生命の危険に陥る．生命を維持するためには，1日に体外に排出される量と同じ量の水を摂取しなくてはならない．成人では，ほぼ 1500～2500 ml の水分摂取が必要である（表 8.2）．

表 8.1 空気の成分

成　分	体積成分比(％) (20℃，1気圧)
窒素(N_2)	78.1
酸素(O_2)	20.9
二酸化炭素(CO_2)	0.03
アルゴン(Ar)	0.93
ネオン(Ne)	0.0018
ヘリウム(He)	0.0005

表 8.2 成人の1日の水分出納量

排泄量（ml）		摂取量（ml）	
尿	1000～1500	飲水	1000～1500
糞便	100	代謝水	300～400
汗	200～300	（体内で産生される水）	600～800
不感蒸泄 （皮膚から，呼気）	600～800	食物中の水分	
計	1900～2700	計	1800～2700

また，水は，飲水用だけでなく，料理，洗濯，浴用，清掃などの生活用水も必要である．日本では，上水道が完備されており，安全（病原性微生物，有害物質を含まない）で，使用上不便がない（着色がない，軟水である），不快感（臭い，濁り）のない水が供給されている．

一方，2003年の日本の下水道普及率[1]（処理人口／総人口）は66.7％であり，英国（96％, 1993年）のような先進諸国に比べて極めて低水準である．下水とは，市街地の不要な水の総称で，汚水（家庭排水，産業排水）と雨水を意味している．下水は，多くの有害物質を含み，汚水氾濫を起こす等，生活環境に悪影響を及ぼすので，早急な下水道の普及が必要である．

c．採光と照明

日光を室内に取り入れる場合が採光であり，白熱灯や蛍光灯などの人口光源によって明るさを得る場合が照明である．明るさが不適切であると，近視や眼精疲労などの障害を起こしやすく，不快感や目の疲労感，作業能率の低下を生じる．

建築基準では，採光に有効な窓の広さに床面積に対する割合の下限を決めている．住宅，病院では7分の1以上，保育所や学校では5分の1以上となっている．

照明の方法には，ある部分のみを明るくする局所照明と，部屋全体を明るくする全般照明とがある．また，光源を直接用いる直接照明と反射光を利用する間接照明がある．

直接照明では，強い光源により不快感を生じ，ものが見えにくくなり，視力の低下をきたすので，視線から30度以内の範囲に強い光源などの輝きの強いものを置かないように配慮する必要がある．

d．室内気候

室内気候は，温度，湿度，気流の要素がある．人間の温熱環境として温冷感，快適感などの指標となる．

総合的な環境指標としては，気温と湿度から不快指数（discomfort index）が算定され，夏期の蒸し暑さ等を評価するのに容易な方法である．

$$不快指数 = 0.72 (T_a + T_{wb}) + 40.6$$

T_a：乾球温度，T_{wb}：湿球温度

有効温度（感覚温度：effective temperature）は，乾球温度，湿球温度，気流の条件を変えたときの体感反応が算出できる．日本人にとって，快適と感じる快感域は，冬季では 19 ± 2 ℃，湿度 40 〜 60 ％であり，夏期は 22 ± 2 ℃，湿度 45 〜 65 ％であり，春季と秋季はこの中間程度である．

8.3　歯と口の健康

歯と口の健康とは，適切に発育・成長し，また，各ライフステージにおいて，最良な状態でその機能が発揮される状態といえる．

しかしながら，「歯と口の健康」は全身の健康から独立したものでなく，あくまでも身体各部の良好な状況と密接に関連していることを理解しておかなければならない．また，近年，生涯自分の歯で食べることを目的として「8020運動」（80 歳で 20 歯以上の歯を残す）が提唱されている[2]．

8.3.1　歯と口の発育成長

歯と口の健康について考えるとき，各時期に応じた適切な発育成長について知らなければならない．各時期における発育形成の概略を示す（図 8.1）．

a．胎生期

胎生期には，顎顔面および歯と口の発育成長が始まっている．顎顔面と口を形成する細胞は，およそ胎生 4 週から口を形成する筋群や骨をつくり始める．

また，胎生 7 週から，将来歯を形成する細胞の集まりである乳歯の歯胚が形成される．さらに，表 8.3 に示すように，一部の永久歯の歯胚の形成も行われる．また，歯にカルシウムが沈着する石灰化も胎生期から始まり，永久歯で最初に萌出する第 1 大臼歯の石灰化は，出生時である．石灰化が進み，歯冠が形成され，萌出するが，歯根の形成は歯の萌出後も続いていく．

b．乳幼児期

乳幼児期以降も，顎顔面と口と歯の形成は進んでいく．口の中では，生後 4 ヵ月頃から乳歯が萌出し，2 歳 6 ヵ月頃には乳歯 20 歯の萌出が終わり，乳歯列が完成する．栄養の摂取も歯の萌出とともに，摂食機能が高まり，母乳や人工乳から離乳食，通常食へ移行していく．また，発音を行うための調和のとれた筋群の動きを習得していく時期でもある．

乳歯列

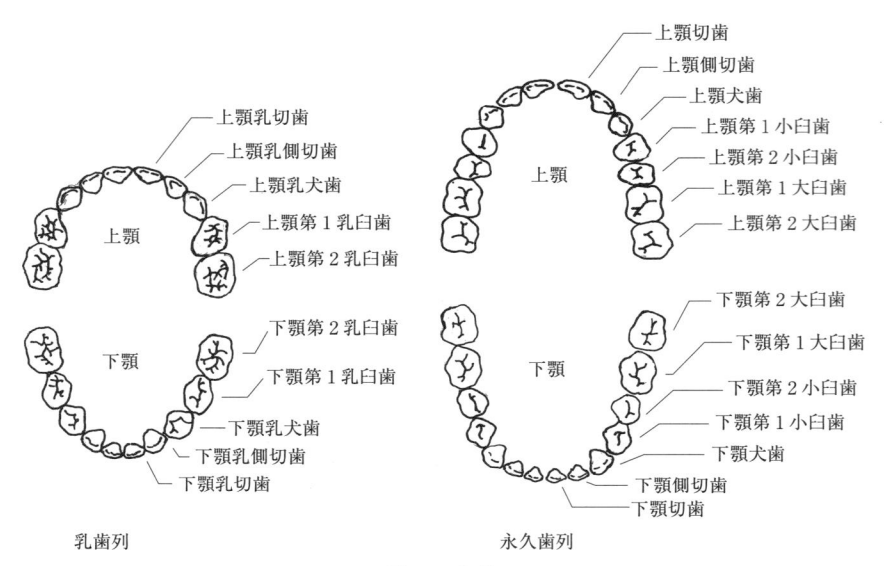

- 上顎
  - 上顎乳切歯
  - 上顎乳側切歯
  - 上顎乳犬歯
  - 上顎第1乳臼歯
  - 上顎第2乳臼歯
- 下顎
  - 下顎第2乳臼歯
  - 下顎第1乳臼歯
  - 下顎乳犬歯
  - 下顎乳側切歯
  - 下顎乳切歯

永久歯列

- 上顎
  - 上顎切歯
  - 上顎側切歯
  - 上顎犬歯
  - 上顎第1小臼歯
  - 上顎第2小臼歯
  - 上顎第1大臼歯
  - 上顎第2大臼歯
- 下顎
  - 下顎第2大臼歯
  - 下顎第1大臼歯
  - 下顎第2小臼歯
  - 下顎第1小臼歯
  - 下顎犬歯
  - 下顎側切歯
  - 下顎切歯

図 8.1　歯列

表 8.3　歯の形成時期

	種類	歯胚形成	石灰化開始	歯冠完成	歯根完成
乳歯	中切歯	胎生 7(週)	胎生 4〜4 1/2(ヵ月)	生後 1 1/2〜2 1/2(ヵ月)	生後 1 1/2(年)
	側切歯	7	4 1/2	2 1/2〜3	1 1/2〜2
	犬歯	7 1/2	5	9	3 1/4
	第1乳臼歯	8	5	5 1/2〜6	2 1/2
	第2乳臼歯	10	6	10〜11	3
永久歯	第1大臼歯	胎生 3 1/2〜4(ヵ月)	出生時	2 1/2〜3(年)	9〜10(年)
	中切歯	5〜5 1/4	生後 3〜4(ヵ月)	4〜5	9〜10
	側切歯	5〜5 1/2	(上顎) 10〜12	4〜5	10〜11
			(下顎) 3〜4		
	犬歯	5 1/2〜6	4〜5	6〜7	12〜15
	第1小臼歯	出生時	1 1/2〜2(年)	5〜6	12〜13
	第2小臼歯	生後 7 1/2〜8(ヵ月)	2〜2 1/2	6〜7	12〜14
	第2大臼歯	8 1/2〜9	2 1/2〜3	7〜8	14〜16
	第3大臼歯	3 1/2〜4(年)	7〜10	12〜16	18〜25

(Schour, I. and Massler, M.：Studies in tooth development. The growth pattern of the human teeth, *J.A.D.A.* **27**：1778-1793, 1940)

c．学童期以降

6歳頃，最初の永久歯である，第1大臼歯の萌出が始まり，順次，乳歯と置き換わるように永久歯が萌出していき，乳歯と永久歯が存在する混合歯列期（永久歯と乳歯の生え代わり期）を経て，およそ12歳頃には第3大臼歯を除くすべての永久歯が萌出し，永久歯列が完成する．さらに，青年期までに顎顔面の発育成長も終了する[3]．

8.3.2 歯と口の主な機能

歯と口の健康を考える際には，その機能を理解しておくことが重要である．

a．咀嚼

最も重要な歯と口の機能が，咀嚼（そしゃく）機能である．咀嚼とは，食物を口の中に入れ，それを噛み砕き，唾液と混ぜて食塊といわれる団子状の固まりとし，嚥下（えんげ）（飲み込む）するまでの一連の活動である．咀嚼において，歯は部位ごとに異なる働きをしている．前歯は，主に食物を口に取り込む働きをしている．また，小臼歯，大臼歯は，取り組まれた食物をかみ砕く機能を担っている．咀嚼を行うためには，歯のみでなく，口の筋肉，顎の筋肉，舌などの連携した運動が行われている．そのため，歯の喪失だけでなく，顎関節症による顎の運動の機能低下などが起きると，その機能は低下し，完全な食塊形成ができないことにより胃や腸の消化機能に負担をかけることになる．

また，上下顎の歯列により食物を噛む動作は，唾液の分泌を促進し，食塊形成を促進する．さらに，脳の満腹中枢に刺激を与え，過剰な食事の摂食を予防するだけではなく，精神的な満足感を与える．

b．味覚

咀嚼することにより，食物中の味覚成分が唾液中に溶出する．溶出した味覚成分は，舌の表面上にある味蕾細胞により，甘味，塩味，酸味，苦味の4つの基本的な成分として認識される．これらの4つの基本成分が複雑にかかわることにより，その食物のもつ微妙な味覚を味わうことができる．

c．発音

発音は，呼吸器からはき出された呼気により，口腔や鼻腔の中で，空気が振動して音となる．その際，舌や口唇，歯により，呼気の流れを変えて，それぞ

れの音を発する．したがって，正しい発音をするためには，口の中の各器官の調和のとれた動きが必要である．そのため，欠損歯があったり，合わない総義歯を装着している場合，舌や口唇の形態や機能に異常がある場合には，呼気の流れをコントロールしづらくなり，聞きづらい発音となり，コミュニケーションに障害を生ずる．

d．審美感

人を見るとき，歯の色や歯並び等，口のまわりの形態は，その人を印象づける要素になる．無歯顎の高齢者では，顎位の低下により老人顔貌となり，実際より高齢な印象を与える．また，口元の形態が気になるため，ときにコミュニケーションをとる際の障害となりうる．したがって，社会的満足感を得るために無視できない要因である．

8.3.3 ライフステージ別に見た歯と口の健康

歯と口の健康を考える際に重要なのは，各ライフステージにおいて適切な発育・成長，および機能が行われているかどうかである．

a．乳幼児期

乳幼児期は，それまでの吸飲から乳歯の萌出により，摂食が始まる大切な期間である．また，摂食・嚥下機能や発音などの口腔機能を獲得していく時期でもある．

出生直後の乳児は，母乳や人工乳を飲むことで栄養を摂取している．その際，乳児自身が頬筋や口唇，舌などの筋群を動かし，口腔内に陰圧をかけられることが重要となる．また，先天的（胎生期）の主な異常として口唇裂・口蓋裂がある．口唇裂では，口唇の癒合不全，また口蓋裂では口蓋骨の癒合不全がみられるが，後者の場合には裂けた部分より母乳が漏れ，栄養摂取ができないため，早期の処置が必要である．

乳歯は生後6ヵ月位から萌出をはじめ，およそ1歳6ヵ月で16歯，3歳で20歯が生えそろう．乳歯の萌出に伴い離乳が行われ，離乳食を摂取し，通常食に移行していく．この過程がスムーズに移行されることが，この時期において重要である．また，乳歯は，う蝕に罹りやすいため，保護者による仕上げ磨きとともに，幼児自身が歯みがきの習慣を身につけていく大切な時期である．

1）胎生期における母親に対する注意

　胎生期にはすでに歯と口の形成が始まっており，胎児の正常な発育のためには，肉や魚などの良質のタンパク質とカルシウムの摂取が必要となる．また，異常や奇形が生じる原因として，母胎の栄養障害，感染性疾患（梅毒・風疹・ジフテリア），放射線の被爆（レントゲン検査），一部の薬物の摂取も原因となることがあるので，早期の受診と受診時に，医師・歯科医師・薬剤師などに妊娠していることを告げることにより，薬物の投与やレントゲンによるリスクを防ぐことができる．また飲酒や喫煙，ストレス等も原因となることがある[4]．

2）出生後の健康に対する注意

　一般的に，乳幼児期には個体差が多くみられる．したがって，歯の萌出時期や発音など，歯や口に関して成長が遅くてもすぐに気にする必要はない．個体差を十分に配慮して乳幼児の発育を見守っていく必要がある．

　1歳前後から，離乳が始まるが，固形の食物を摂取するためには，咀嚼が必要である．咀嚼は，噛むことだけでなく，舌や口の筋肉の調和のとれた運動が必要である．咀嚼や嚥下が自然に行えない場合には，家族だけで悩まず，市町村保健センター等で行われている相談を利用することが重要である．

　また，乳歯のう蝕予防では，萌出直後の歯は，エナメル質の結晶構造が未完成であるため，容易にう蝕になりやすい．乳幼児は，自分自身では歯みがきを完全に行うことは不可能であるため，臼歯の噛み合わせの面や歯と歯の間などは，う蝕の原因となるプラーク（細菌の集合体）が沈着しやすい．そのため，保護者による仕上げ磨きは，重要である．また，乳歯う蝕は進行が早いため，早期の歯科受診が必要である．う蝕予防のために，歯科医院におけるフッ化物の塗布や保育園などでの集団応用としてフッ化物の洗口が行われている．さらに，市販されている子ども用歯みがき剤にもフッ化物が配合されている．

　次に，不良習癖である．乳幼児では，指しゃぶりをしている者が多いが，ほとんどの場合，3歳前後には行われなくなる．しかしながら，その後も続けていると，歯列不正が発生する場合もある．原因としては，親子のコミュニケーションの不足から行われている場合が多いので，会話や親子あそび等を通じてコミュニケーションを積極的に図ることが重要である．

　わが国では，母子保健法に基づき，「母親教室」，「1歳6ヵ月児健診」，「3

歳児健診」がすべての市町村で行われており，健診時には，歯科検診や栄養相談も行われている．

b．学童期

この時期は，歯と口の機能が完成していく時期である．したがって，生え替わり時の異常やう蝕による機能の低下が起きないように，十分な注意が必要な時期である．

6歳頃から永久歯が萌出し始める．永久歯の歯冠が完成し萌出する準備ができるとともに，すでにある乳歯の歯根は吸収され脱落する．このような生え替わりは，おおよそ12歳頃まで続き，永久歯列28歯が完成する．この時期以降から永久歯列による噛み合わせが始まり，咀嚼能力も高まり，成人期に移行する大切な時期である．また，う蝕罹患性が高く十分な注意が必要な時期でもある．さらに，口腔内の不潔による歯肉炎の発生や顎関節症についても注意しなければならない．

この時期の健康に対する注意としては，生え替わりがスムーズに行われているかに注意するとよい．この生え替わりがスムーズに行われるためには，①乳歯が，永久歯の完成を待って自然に脱落すること，②顎骨が永久歯のサイズに対応して発育していること，の2点が重要となる．乳歯は，う蝕罹患性（むし歯のなりやすさ）が高く，生え替わりが行われるまでに，う蝕により喪失しないようにすることが大切である．また，生え替わり時期を終えても乳歯が残っている場合もあり，このようなときには，歯科医を受診し，生え替わる永久歯があるかをレントゲンで確認する必要がある．また，永久歯の位置の異常（歯列から大きく外れている），歯の傾斜，反対咬合（下顎の歯列が上顎の歯列より前方に位置している）の場合には，十分な噛み合わせができないこともあるので，矯正治療の必要性も考慮すべきである．

顎骨の成長は，よく噛むことにより，骨芽細胞が刺激されることが関係している．したがって，幼児期から柔らかい物ばかりを与えないことが大切である．しかし，顎骨の発育には，個人差や遺伝による影響も大きいため，噛み合わせが不正である場合には，歯科医師による診断を受け，必要に応じて矯正治療が必要である．

永久歯のう蝕予防については，とくに混合歯列期は，乳歯と永久歯が混在し

ているため,歯みがきによるプラーク除去が難しく,注意が必要である.また,乳歯と同様に萌出直後の永久歯はう蝕罹患性が高いため,早期の歯科受診と治療が重要である.う蝕予防としては,歯みがきが重要であり,フッ化物の応用も効果的である.

歯肉炎の予防については,とくに,プラークの付着による歯肉炎に注意が必要である.歯肉炎は,プラーク中の細菌の毒素が起因となり,歯肉表層の炎症が生じる疾患である.歯肉の発赤・腫脹が主な症状である.歯肉炎は,可逆性の疾患であり,歯みがきによるプラークを除去することにより改善する.

顎関節症については,咀嚼筋の異常や緊張や噛み合わせの不調和,ストレス等により発症する.主な症状は,開口障害,噛み合わせ時の疼痛・関節雑音である.生活に支障が出る場合もあり,早期の受診が必要である.

c.成年期から高齢期(持続的に口腔機能を維持する時期)

この時期は,完成した歯と口の機能を保持増進するとともに,加齢による機能の低下に順応していく時期である.10代後半の比較的早い時期に,完成した歯と噛み合わせは,生涯使用することになる.しかしながら,わが国の現状では,歯は成人期以降,歯周炎とう蝕により喪失していく.図8.2にみられるように,歯の喪失は加齢とともに進行し,70歳で約12歯,80歳で約7歯となっている[5].したがって,歯周炎の予防が重要となる.喪失した歯の部分は,補

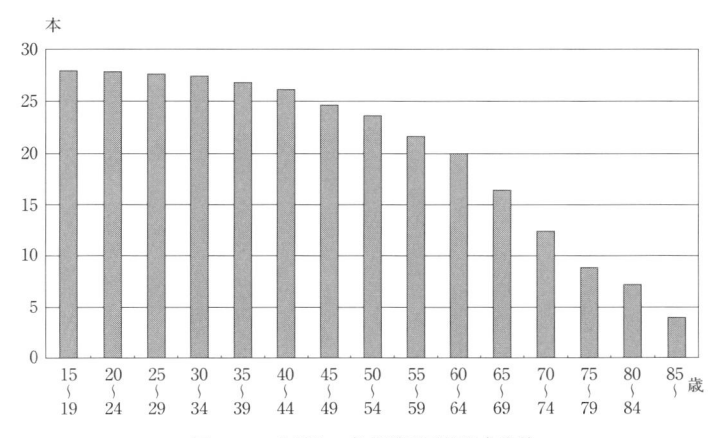

図 8.2 1人平均の年代群別平均現在歯数
(厚生労働省医政局歯科保健課編:平成11年歯科疾患実態調査報告,1999)

綴物の使用に頼ることとなる．しかしながら，補綴物の使用では，咀嚼能率は大きく低下するため，自分の歯を残すことが，高齢期を快適に過ごすために大切である[6]．

また，全身の機能が低下するのと同様に，口の中でも機能の低下が起きる．唾液腺は，唾液の分泌量が低下し，嚥下や発音などに支障が生じる．また，咀嚼筋や口唇周囲の筋群の運動機能も衰えをみせる．この時期の歯の喪失の多くは，歯周炎によるものである．これは，歯肉炎と異なり，歯の土台となる歯槽骨や歯周組織の破壊を伴う不可逆性の疾患である．原因としては，プラークの付着，不良修復物や補綴物による過剰な咬合圧，咬合性外傷などが挙げられる．予防としては，歯磨きによるプラーク除去が重要となる．歯周炎は，多くの場合，無自覚に進行するため，定期的に歯科健診を受診することが重要である．また，口腔がんにも注意してもらいたい．

がん全体に占める口腔がんの割合は，数パーセントと少ない．原因としては，放置したう蝕の鋭縁や補綴物，充填物の鋭縁による慢性的な機械刺激や喫煙が挙げられる．

補綴物（義歯）の使用については，歯の喪失後，顎堤（歯の土台となっていた軟組織と骨）の吸収は進み，形態が変化していくので，義歯の機能を維持し安定させるために，顎堤の形状に合わせて義歯の形態修整や再製作が必要となる．

8.4 子育て支援法

近年，女性は社会へ進出し，結婚後，母親になっても，引続き仕事を継続したり，あるいは，新たな仕事に従事する人が多くなってきた．そのため，子どもの育児を保育現場へ依頼する母親が増加した．つまり，今日では，わが国の母親の多くに，仕事と育児を両立させようとする実態がある．このことは，母親が家事や育児，仕事など多様なストレスを受けながら生活していることになり，子どもへの影響も少なくないと考えられる．

このような状況に対して，保育者をはじめとする育児支援者は，母親の健康管理やストレスマネジメント，育児について支援をし，母親がより良い心身の

コンディションを保ちつつ，子育てに臨んでもらえるよう，援助していく必要がある．ここでは，保育現場における母親の子育て支援のあり方について，具体的な方策を論じてみたい．

8.4.1　子育て支援の基本

　子育て支援には，保育者と保護者との信頼関係をつくっていくことが大変重要である．それには，少しずつの積み重ねが大切で，日々の保育の中で，保育者が一人ひとりの子どもを尊重して，一生懸命に関わっていくことが前提となる．そして，両者がお互いを見て受け入れながら，心から話し合えるようになることが一番望ましい．子育て支援は，保護者との日常の挨拶や会話（コミュニケーション）を大切にし，話を聞いてもらえるという保護者の安心感からスタートする．安心して話ができるようになると，自ずから信頼関係が深まってくる．そのためには，まず，保育者自身が子育ての楽しさを実感することも大切である．

　助言や指導は，保護者とのコミュニケーションが十分とれるようになるまで，焦らず，じっくり待つことも大切である．基本的には，保育者が保護者の思いを共有し，ともに育っていくことを忘れないことである．それには，保護者の気持ちを理解しながら，ともに子育てをする姿勢や，保育者と保護者とが同じ価値観をもつことが大切である．

　また，子どもをよく知り，保護者をよく理解するための話し合いの機会をつくり，そのとき，保護者が本根を気軽に話せるよう，和やかな雰囲気づくりをしてもらいたい．その際，今まで行ってきた保護者の育児方法や育て方を否定しないことが大切である．園と家庭の役割をしっかり把握した上で，保護者との連携を図っていくことが求められる．

　一般に，子育て支援のための手順としては，次の4つの流れ[7]が考えられる．ここからは，保護者としての母親をとり上げて話を進めていく．

　1）母親の話（悩み）を聞く

　話を聞いて，母親の情緒を安定させてあげ，悩みや訴えをつかもう．また，母親が援助を必要としたときには，きちんと受け止める．聞くだけでもよい．話を聞くときは，子どもについての悩みに相づちを打ちながら聞き，母親とい

っしょに考えていこうとする姿勢で，母親の思いや気持ちに寄り添っていくことが大切である．

2）母親のしていることを認める

「頑張っていますね」と，母親が行っていることをほめたり，励ましの言葉をかけて応援する．また，母親の頑張りによって，子どもが良い方向へ変わってきている様子も伝える．

3）母親の良いところをほめる

少しでも頑張っているところや良い点は，誠実にほめてあげよう．母親も誰かに認めてもらいたいし，ほめてもらうことで，情緒が安定する．

4）母親に大切なことを伝える

子どもは自分（自分の家族）で育てるという認識や，育児に関するポイント等を具体的にわかりやすく，かつ，実践しやすいように噛みくだいて知らせていこう．

8.4.2　育児支援者の心構え

育児支援者に求められることは，支援者自身が，心豊かで，人を暖かく受け入れられる人となるよう努力することである．つまり，人間性を伸ばす努力をし，適切な育児の助言者となり，良き相談相手になることだ．また，保護者が，いつでも相談しやすい接し方を常に心がけておくことも必要である．その際，母親や家庭に対する先入観をもたずに接することが求められる．

さらに，支援者自身が，子どもの発達や個々の能力，個性が出し切れる援助のしかたについても，絶えず勉強していかねばならない．そのためにも，各種専門家との交流を図り，貴重な助言を得たり，新しい育児情報を得る努力を心がけておこう．ここで，保育者が心がける基本的姿勢を，次に整理してみる．

a．母親との対応場面での保育者の姿勢

「指導する」といった気持ちではなく，母親と同等の立場になって考えたり，話したりする姿勢が大切である．母親の抱える問題は，家庭の問題や親の責任的問題として片づけるのではなく，母親と同じ立場に立つ努力をして話を聞き，親の苦しみや痛みを少しでも取り除けるように心がける．そのためにも，日頃から保護者との挨拶を通して，母親と気軽に話ができるような雰囲気

づくりをしておくことが大切である．

　まずは，送迎時には暖かい気持ちで接するために，4つの笑顔の挨拶を忘れないことである．

- 登園のとき　　・笑顔の「おはようございます」
- 　　　　　　　・笑顔の「行ってらっしゃい」
- お迎えのとき　・笑顔の「お帰りなさい」
- 　　　　　　　・笑顔の「さようなら」

　また，母親が安心して仕事に行けるように，朝の受け入れ時は，園として，保育者の人数を増やして対応することも，物理的には有効な試みかもしれない．

b．母親への啓発場面で配慮すべき事項

　まず，保育者間で，保護者への啓発活動に関する共通理解をしておくことが基本である．職員全員が共通の目標をもち，一貫した対応をしないと，スムーズに支援活動ができない．担任一人の意見や考えでなく，園全体で話し合い，園としての考え方で助言や指導を行おう．そして，保育者の経験や思いの範疇からでなく，保護者の状況を十分に把握した上で，母親のニーズに合った助言をしていくことが大切である．ときに，育児指導だけではなく，悩みに起因する心のケアを行っていくことも必要であろう．

　そのためにも，第一に，相手の話をしっかり聞いてあげた上で，いっしょに考えたり，ときには専門的な立場で助言して，より良い解決方法を見いだすようにしてほしい．まずは，保育者側の考えを伝えるよりも，母親の気持ちや思い，考え，悩み，要望などをよく聞いてあげよう．この際，保育者側からの一方的に決めつけた言葉かけや押しつけるような助言は，絶対に行わないことである．とくに，頭ごなしには言わないことである．

　具体的なやりとりでは，母親の話に共感的姿勢でうなずきながら，具体的事例を折り込み，育児への自信をなくさないように励まして，話を進めていこう．悩みについては，母親が一人で悩みを抱え込まないように，保育者がともに考えていく姿勢が大切である．この場合，保育者が母親の立場に立って対応するように心がけることがポイントである．

　園での子どもの様子を話すときには，言葉をよく考えて，母親の気持ちの中

に，育児に対する向上心がわくように話す必要がある．つまり，母親に伝えたいことは，誤解を招かないように十分吟味し，批判的な言葉は使わないようにする．母親に対して，「いくら言っても協力してくれない」といった思いが強すぎると，母親との信頼関係が崩れるので，伝え方を十分に工夫することが大切である．

c．母親への啓発場面での伝達内容と留意点

母親は，子どもの成長ぶりがつかめないと，意識が子どもに向かない．子どものすばらしい面や育っている様子など，プラス面の内容を具体的に伝えていってもらいたいのである．子どもの良い面を育て，良い面を伸ばし，その様子を母親に伝えていくことで喜んでもらい，母親と協力し合って子育てをする．とくに，子どもが頑張ったことや良かったこと等は必ず知らせ，母親の考えをプラス思考に向けることが大切である．育児の楽しさや大切さ，喜びを啓蒙して，焦らず，不安や不信感を抱かせないことである．母親にとっては，子どものかわいらしさや育児の楽しさを伝えてあげると，大きな励ましになる．したがって，「保育者が，わが子をやさしく暖かく見てくれている」といった安心感のもてる接し方を心がけてもらいたい．

また，保育の中で起きた出来事だけでなく，子どもの心の中に潜む気持ちや十分に表現できない思いを，母親に伝えていくことも大切である．母親が行っている良い点も認め，母親の頑張りが見られたときはしっかりほめることである．その後に，園側として気になっているところを少しずつ話していこう．ただし，子どもの前で悪い面を親に伝えないことが重要である．

保育者として言ってはならないのは，「他の保護者の欠点」「差別の言葉」「子どもの成長に期待がもてないような内容」「命令的な言葉」である．とくに，否定的な言葉は，個々を伸ばす企てにストップをかけることになる．実際には，将来への発展的な見方をもって話をし，なすべき事柄は身近にできることから少しずつ始めるよう助言をしていく．保育者の過去の経験から，いろいろな事例を話し，母親の気持ちを少しでも和らげてから行うと有効である．また，保育者自身の子育て失敗談を話すことも，親近感をもってもらう上では重要である．もちろん，母親のニーズに合った臨機応変な対応が必要である．そして，言いっぱなしにならないように，話や助言をした後は，再度，必ず声を

かけよう．つまり，母親の気持ちを，繰り返し受け止めて返していくことが大切である．

その他，留意すべきこととして，プライベートな家庭事情には深く立ち入らないこと，保護者からの相談内容の秘密は絶対に守ることを忘れてはならない．

d．母親へのアドバイス

保育者は，何事にも親身になって，誠意をもって，事にあたるようにすることはもちろんのこと，母親へのアドバイスとしては，「子どもの良いところを認める」「他の子と比較しない」「子どもの育ちを焦らず待つことも大切である」「子どもとしっかり関わる・スキンシップをもつ」「子どもの話をよく聞く」「子どもをほめて認め，任せて見守る」等を，日頃の保護者との対話の中で伝えていく必要がある．

そして，この乳幼児期が，子育ての中で一番大切な時期であることを，母親に機会あるごとに伝えていくことが求められる．中でも，1日の中で節目となる4つの時間に，4つの笑顔とスキンシップをもって，子どもと接するよう伝えてもらいたい．

- 起床時「おはよう」　朝からせかさないですむように，生活リズムを考慮して，登園までに最低1時間のゆとりをもとう．
- 登園時「行ってらっしゃい」　朝から叱らないように努めよう．
- 帰宅時「お帰り」　園での出来事や楽しかったことを聞いてあげよう．
- 就寝時「おやすみ」　安らぎの中で，良い夢がみられるよう，笑顔で接してあげよう．

この4つの場面での母親の笑顔は，子どもの元気の源となる．また，生活の中では，子どもをほめたり，認めたり，励ましたりすることを増やし，子どもの目を見ながら接するよう助言してもらいたい．また，保育園に任せっぱなしの保護者に対しては，「保育園は親の代わりはできないので，親のすべきことは責任をもって行ってもらいたい」ことを，いろいろな場を通して啓発していくことが必要である．

8.4.3 疲労度の高い母親に対する具体的な支援

ここでは，1日を通して疲労の訴えの多い母親を取り上げ，それらの母親に対する具体的な支援[8]について，ポイントを提案してみる．

a．第一子をもつ母親に対する支援

第一子をもつ母親は，第一子誕生とともに生活が急変するため，家事と育児の両立に悩まされ，とくに，初めての子育てについて，多くの不安を抱いている．第一子をもつ母親への具体的な支援は，母親の子どもへのかかわり方や効率的な家事のしかた，初めての子育てのしかたについての具体的な知識と工夫の要領を知らせる．第一子だから，甘えたり，わがままであるという見方ではなく，どの子も通る過程にいることや，個人差や個性として捉えることを知らせよう．一人で悩みを抱え込まないよう伝え，いつでも相談に応じる姿勢を示しておく．

また，地域で，親子いっしょに集える場を紹介し，積極的に出向くように勧めたり，そこで，母親同士がお互いに励まし合えることや，そうすることによって，頑張れることを知らせる．母親一人の負担が大きくならないよう，家族が協力し合うことも伝えよう．

b．3歳未満児をもつ母親に対する支援

3歳未満児をもつ母親は，日々の生活の中で，第一子の子育てに不安があったり，子どもが幼いため，手がかかり，心身の負担が大きいと思われる．3歳未満児2人をもつ母親への具体的な支援は，1人の子どもを預かったり，関わったりして，母親が1人ずつの子どもに対応できるよう，実質的な援助を行うとよい．下の子に手のかかる時期にも，上の子と関わる大切さや関わり方の工夫を助言することにより，子どもの欲求を満たし，母親の不安や悩みの軽減へつなげていく．

3歳未満児2人をもち，上の子が退行現象をおこした場合は，上の子の気持ちを代弁し，甘えたい時期であることを母親に知らせる．また，家庭では，上の子を先に甘えさせることを心がけるように助言する．登園時には，母親が安心して仕事に行けるよう，下の子を先に受け入れ，母親が上の子に十分対応できるよう援助する．

c．内職をしている母親に対する支援

　内職をしている母親は，家庭と仕事の場が同一であり，時間や仕事に区切りがつきにくいため，生活にもメリハリをつけにくい環境にある．また，家庭内にこもりがちで，他の母親との交流を図る機会も少ないため，気分転換やリフレッシュの時間がもてない傾向にある．

　内職をしている母親への具体的な支援は，内職をして，家庭内にこもりがちな気持ちを和らげたり，育児のヒントが得られるように，園行事へ無理なく招待したり，保護者の活動を紹介したりして，他の母親と楽しく交流できるようにする．母親自身がリフレッシュのための時間をもつことや，時間の使い方の工夫をアドバイスする．メリハリのある時間の使い方をすることが，自分自身の気分転換や仕事の効率化につながることを知らせよう．

d．若い母親に対する支援

　若い母親は，初めての子育てや核家族の中で育児をする場合での悩みが多いようだ．また，育児に対して不安で悩んでいても，気軽に相談できる人が近くにいないという状況下にあり，仕事の負担に加えて，新しい環境での家事や育児が合わさって，肉体的に疲れるだけでなく，精神的にも負担は大きくなっている．

　若い母親に対しては，子育ての方法や細かな育児情報を，その母親の日頃の生活の様子に合わせて，できるだけわかりやすく具体的に知らせていく．若い母親が，保育者に気軽に話せ，何でも相談できるような雰囲気や信頼関係をつくる．そして，職場の先輩や同僚，友だち等，よき相談相手をもつように助言する．

8.4.4　育児支援の具体的な活動内容例および留意点

　保育者としては，子どもたちの基本的な生活習慣づくりと情緒の安定を図りながら，生活経験の場を広げる保育を行うことが基本であり，両親そろって参加できる活動や行事を設けることは，とりわけ有効である．次に，育児支援の具体的な活動内容例と留意点を示しておく．

　子どもが小さいときから，母親といっしょに遊ぶという「母子」共通の世界をもつことが大切で，具体的には，親子体操や親子クッキング，親子遠足な

ど，親子でともに活動する機会を設けていくことが有効である．育児支援のために計画した活動は，長い時間をかけるのではなく，短い時間で興味づける企画が大切である．

行ってよかったと思える行事の計画，例えば，子どもたちを連れて行ける時間帯の夕涼み会や楽しい親子クッキングや給食の試食会を計画する．園開放日を設定し，園庭で，親子が自由に遊んだり，運動したりして，それぞれの生活やふれあいづくりに生かしてもらう．クラス懇談会・参観日を利用して，子どもの様子や状況を知らせていく．子どものかわいさや子育ての楽しさについて，日頃の子どもの写真やビデオを利用して伝えていく．お便り・ニュースを入れるファイルを園で準備して，綴じていく．お便り（園だより・クラスだより・給食だより・健康だより）や連絡帳を積極的に書き，必要なことは，それらの中で啓発する．

未入園児の育児支援を積極的に行い，育児情報の提供と相談活動を実施する．送迎時に，お茶を準備して，気分転換とコミュニケーションづくりの場を設けていく．なお，母親のサポートについて，家族による援助と保育者からの精神的援助の面から考えてみると，母親の労働が家族に援助してもらえる状況ならば，育児を1人で抱え込まずに，協力してもらうことにより，母親の精神的・身体的負担を軽減する方向への助言をしよう．その際は，母親に対して具体的な知識やサービスを提供するだけでなく，子育てへの自信や意欲を高めるような精神的なサポートが併せて重要である．子育てに不安・困難を感じていることを問題視するのではなく，その困難や不安を親自身が乗り越えられることが大切である．

8.5 障害児と健康

子どもは，体調が悪いとき，それを自分で十分伝えることができないことがしばしばあり，まして，障害児の場合はなおさらである．そのような場合，周囲の者が子どもの変化に気づき，配慮することが必要である．健康状態の把握は，①元気さ，②機嫌，③食欲，④活発さ，⑤顔色，⑥顔つきや表情，⑦睡眠状態，などを観察することから始まる．平素の健康状態と異なる子どもの

変化を捉え，早い時期に疲労や異常の把握に努めることが大切である．とくに，障害児はそれぞれ身体の状況が異なるため，平素から低体温になりやすい，おう吐しやすくむせやすい，つまずいて転びやすい，感染症にかかると重症になりやすい，呼吸が苦しくなりやすいといった身体の状態の把握とともに，わずかな変化への細心の注意と早めの対応が必要である．しかし，子どもの健康状態を気遣うあまり，子ども自身の自発的な活動を妨げることのないように注意しなければならない．

一般的な健康管理としては，疾病予防，健康習慣の確立，身体の鍛錬や運動などがある．しかし，障害児は，基礎疾患があったり虚弱な体質であったりするために，健常児のように活発に運動し，体力づくりを図ることは，なかなか困難である．したがって，障害児の場合は，一人ひとりの健康の維持を目的として，感染症の原因となるような過労は極力避け，食事，排泄，睡眠といった生理的な状況を整え，規則正しく自然な生活リズムを保った生活をさせていくことが，健康管理の中心となる[9-13]．

8.5.1 生活リズム

朝決まった時間に起きて，夜早く寝るということは，子どもの発達の基盤をつくり，体調を整えるうえで大切であることはいうまでもないが，障害児にとって難しい場合が多い．夜なかなか寝ない，昼夜逆転といった子どもが健常児に比べ多く，家族を悩ませることも多い．そのような子どもにとっては，睡眠や食事のリズムを，保育園・幼稚園・学校に通うことによって確立することが望まれる．保育園・幼稚園・学校への行き帰り，日中のしっかりと身体を使っての活動，給食やお弁当をおいしく食べること，帰宅後の楽しい家族との食事とあそび，スッキリとした朝の目覚めというリズムが作れると，子どもの姿は生き生きしてくる．家庭の事情は，様々なので，養育者に「早寝早起きの習慣づけ」を依頼しても，改善が難しいこともある．このような場合，起きている間の活動がどれだけ充実しているかが問題になってくる．したがって，保育園・幼稚園・学校での「静」と「動」の活動，つまり，思い切り体を動かして外で活動する時間と静かに過ごす時間の組み合わせが，生活リズムをつくるためにふさわしいものになっているかが重要な鍵となる．

そして，家庭でなかなか寝ないとき，寝る前の少し前の時間，親子やきょうだいで布団の上などで軽く身体を使って遊んだり，その後で静かに本を読んであげたりすることで，身体も気持ちも満足して眠りにつくことがある．食事や排便の関係も見逃せない．とくに便秘がちの場合は，不快で眠れないこともある．身体の発達の遅れから，生理基盤が整いにくく，睡眠のリズムが確立しない場合や，多動で一日中走りまわっている子ども等については，体力を出し切った活動ができていない場合もあるため，どうしたら昼間の覚醒をしっかりさせられるか，専門機関に相談することも必要であろう．

このようにしてリズムが整い，繰り返されていく中で，子どもの緊張と弛緩のバランスが調整され，安定した生活をつくり出すことにつながる．それによって，日常生活の基本ともいえる子どもの身体的な健康が保たれ，また自分の生活を身体を通して見通せるようになっていく[14,15]．

8.5.2 鍛錬と運動

鍛錬や訓練については，障害の状況や体力を無視した画一的なものは望ましくない．たとえば，風邪にかからない体力づくりを目標に，一律に薄着の励行，乾布摩擦などを行うことがあるが，感染症にかかりやすかったり，体温が低下しやすかったりする障害児もいるので，十分に配慮する必要がある．しかし，皮膚の感覚は，自分と自分以外のものとを区別したり，外界の様子を認識したりする基礎となる感覚なので，大切に考えられなければならない．脳性の障害児の中には，この皮膚感覚が過敏，あるいは鈍磨していて，身体に触られることや手をつなぐことを嫌がったり，つねってもあまり痛がらなかったりする子どももいる．その意味で，皮膚に正しい刺激を与えることは，発達を促進することにつながるといえる．健康状態を見極めながら，これらの活動が集団教育のスケジュールにとり入れてあると，個人では困難な鍛錬や運動が可能となり，集団全体の健康感や連帯感にもつながる[13-16]．

8.5.3 食　　事

障害児は，食事の問題をかかえていることが多い．例えば，貧血をもつ子は，いくら食事の量が多くても，偏食があれば貧血を起こす．貧血は，子ども

から活気を奪い，感染に対する抵抗力を弱め，病気からの回復力を弱めるので注意が必要である．重度の障害児の場合は，消化のよいもの，軟らかいものという食べ物の配慮をしなければならない場合もあるが，消化器の発達を促すためには，消化が少し悪いもの，やや硬めのもの等も少しずつ与えて，刺激するといった配慮が求められる．

この他，食事のとき，椅子に座れなくてウロウロしたり，すぐ席を立ってしまう等の行動上の問題をもっている場合や，嫌いなものを絶対食べずに，机の上を散らかしたり，無理やり食べさせようとするとパニックを起こしてしまったり等，食べることや食べるものに対して抵抗感をもっている子どももいる．また，家から好きなものだけを入れたお弁当をもってきている子どももみられる．このような場合，障害児が楽しく食事ができる正しい食生活習慣を身につけさせることが，健康増進にとどまらず，問題行動の改善にも必要となってくる．

したがって，家庭ではスムーズに食事ができない障害児に対しては，保育園・幼稚園・学校の集団教育の場を食事指導の場として利用することも有効である．友だちが楽しそうに食べているのを見て，同じように食べるようになることがある．給食をともにすることで，食べたい気持ちが育ち，様々な工夫と結びついて，やがて食べることにつながる．さらに，食事への意欲を高めるための取り組みとして，お好み焼きやホットケーキ等の調理を家庭や集団教育の場で行うことも，食事への動機づけとなる[11-15]．

8.5.4　健康に配慮した環境の整備

健康管理の一環として，採光，日照，換気，温度，湿度，清潔，さらに過度な音や騒音防止などの生活環境の整備について，細心の注意が払われなければならない．もし，子どもが，採光の悪い，じめじめした環境で生活しなければならないとしたら，健康に悪影響があるばかりでなく，爽快な生活も望めない．このような意味から，健康上問題がある，あるいは身体的配慮を要する子どもの場合には，生活する場の衛生環境について十分に検討される必要がある[17]．

障害児の場合，障害名や障害の程度のみに注意が向けられ，ややもすると病

気であるかのように受け止められることもあるが，健康生活を営むことへの必要性は，障害の有無に左右されるものではない．むしろ必要なのは，情緒の安定と体調のコントロールがいかに図られているかということであり，一人ひとりの子どもの特性をまわりの養育者が理解していること，それが健康に配慮した環境の基本となる．

8.6 障害者と健康

8.6.1 健康の視点からみたリハビリテーション（予防的リハビリテーション）

a．健康と予防的リハビリテーション

先進諸国で，慢性疾患が主要な死因となり，健康増進の必要性が協調されたのは1960～70年代である．この頃，わが国では，1965（昭和40）年，「理学療法士及び作業療法士法」が施行され，医療の新たな分野としてリハビリテーションが加えられた．

WHOは健康促進戦略として，発展途上国向けの「アルマ・アタ宣言」（1987年），先進国向けの「オタワ憲章」（1986年）を提唱した．わが国では，「第一次国民健康づくり対策」（1978年）から健康増進に注目し「健康増進法」制定（2002年）までに至っている．

このような状況の中で，リハビリテーションは徐々に注目を集め，当初，病気や障害のある方のみを対象としていたが，年々増加する社会の健康増進に対するニーズに応えるべく健常者の健康も対象とし，健康教室や転倒予防教室などの活動を行い，予防的リハビリテーション分野を確立している．

b．介護保険制度と予防的リハビリテーション・介護予防

2006（平成18）年の介護保険制度見直しにより，要介護度の低い人に対して新たな予防給付が導入されることになっており，介護予防がクローズアップされている．

この介護予防がクローズアップされた背景には，医療・介護費の増大という財政的問題の影響が大きいが，できるだけ介護を受けずに個人の生活の質（QOL）を長く維持したいという社会的風潮の影響もある．

予防には2つの考え方がある．1つ目は，病気や障害になる前に運動機能や

精神機能を高め，これらを予防する（一次予防）．2つ目に，病気や障害になった後，または高齢になった時に現状よりも運動機能や精神機能が低下しないよう維持，もしくは改善を図る（三次予防），というものである．また二次予防として，早期発見・早期治療システムが確立されている．後者は，介護予防・老化予防とも呼ばれ現状では確立されたシステムが少ない．予防的リハビリテーションは，これら2つの分野に関連し実施されている．

作業療法士・理学療法士は身体機能や精神機能，各種能力に対する評価に優れており，予防の分野でも活躍している．しかし，予防に対する関わり方やその手段などには確立されたものが少なく，今後の課題ともいえる．その中で，予防的リハビリテーションは運動機能・精神機能・日常生活活動・環境整備に重点を置き実施されるものである．また，その方法や手段などは，個人のQOL維持と向上を原則とし全人的なアプローチが必要である．

c．廃用症候群・誤用症候群・過用症候群

リハビリテーション分野において，「廃用症候群」「誤用症候群」「過用症候群」はそれぞれ概念が異なるが，これらの予防は極めて重要である．廃用症候群（disuse syndrome）とは，長期間の安静や寝たきり等，身体活動が行われずに二次的障害により，身体の一部や全体の機能が低下することをいう．また，目的とする運動に対して運動方向や加重などが適切に行われなかった場合の二次的障害を誤用症候群（misuse syndrome），個人がもっている身体機能に対して運動の量や質が過度になることによって引き起こされる二次的障害を過用症候群（overuse syndrome）という．

1）廃用症候群

廃用症候群は「安静の害」とも呼ばれ，長期間の臥床が続いたり，ギプスや装具などで固定され活動が制限されたときに生じる合併症である．これには筋や関節，骨，心肺機能などといった身体面の機能低下や認知症，自発性の低下などといった知的・精神面の機能低下も含まれる．

廃用症候群の代表的なものとして，廃用性筋萎縮，関節拘縮，骨粗鬆症，心肺機能低下，身体持久力低下，表在感覚低下，知的能力低下，認知症，自発性低下，褥創が挙げられる．これらは，さらに他の合併症を引き起こすため，できる限り予防する必要がある．

2）誤用症候群

運動を誤った方法により不適切に行った場合，炎症や痛み等が生じる合併症である．予防は比較的簡単で，専門知識をもった指導者が運動方向・頻度・負荷量など，適切な指導を行うことにより予防することができる．誤用症候群の代表的なものとして，関節の炎症による痛み，筋・腱・靱帯など，軟部組織の炎症，骨・関節の変形，主動作筋と拮抗筋の協調性障害，麻痺による痙性の増悪が挙げられる．このような症状の結果，例えば，関節の痛みや変形などにより，歩行バランスが悪くなり，転倒や骨折を起こす．

3）過用症候群

過用症候群には正常な身体機能にスパルタ式的な過度の負荷を与えて症状が発生する場合と，老化や麻痺などによって弱くなっている身体機能に少し過度な負荷を与え，症状が発生する場合とがある．両者とも身体機能を適切に評価し，その評価結果に応じた運動プログラムを実施することにより予防することができる．過用症候群の代表的なものは，誤用症候群とほぼ同様である．

d．予防的リハビリテーションの実際

予防的リハビリテーションは，二次的合併症（廃用症候群・誤用症候群・過用症候群）を引き起こさないよう実施しなければならない．

運動負荷量決定の簡単な目安としては，運動終了後1時間以上疲労感が残らない運動であれば安全に実施できる．もし，1時間以上疲労感が残るようであれば，過剰な運動量の可能性があり，誤用症候群・過用症候群を起こす危険性が高まる．予防的リハビリテーションの方法やその領域は数多く存在するが，加齢や障害をもったとき，大きな問題となる筋力低下の予防について述べる．

人間が有する諸機能の中でも，身体を支えて多くの活動を行っているのが筋肉である．筋力が低下すれば日常生活活動に大きな影響を与える．マーチンらによると，20歳代の筋力を最大と考えると10年ごとの加齢で約7.5％ずつ筋力が低下する[18]と報告されている．また，筋容量も20代以降徐々に減少し，とくに50歳代以降から顕著になる．

筋力低下を予防する方法として，マシントレーニングとマシンを使用しないトレーニングとに分けることができる．

マシントレーニングには，パワーリハビリテーション（以下パワーリハ）と

いう方法があり，とくに歩行能力の向上に高い結果を出している．パワーリハは，6種類のマシンを用いて行う（上肢2種類・体幹1種類・下肢3種類）．標準プログラムは，それぞれの機種で適当な負荷量（ボルグ（Borg）の主観的運動強度で「楽である」を目安）のもと10回×3セット行う．

マシンを使用しない筋力トレーニングは，重錘(じゅうすい)や鉄アレイ，チューブ，自錘(じすい)（腕立て伏せ，腹筋運動など）等の方法で行われる．トレーニング内容について個々の身体能力とトレーニングの3大条件にある頻度・強度・持続時間によって運動が決定される．

トレーニングの頻度は，多くの研究によると週1回では効果がまったくなく，週2～3回で均等に日にち間隔をあけて実施することにより，高い効果が得られる．1回のトレーニングにおける頻度は1セット10回前後で2～3セット実施する．強度は最大筋力の70～80％程度の負荷をかけて実施する．

これらの筋力トレーニングと同時に，実際の日常生活の中で歩行トレーニングや日常生活活動の応用動作などを実施する．これにより，身体持久力やバランス機能など，筋力以外の諸機能の維持・向上を図ることができ，廃用症候群の予防にもなる．また，活動性が向上することで脳への刺激が多くなり，脳が活性化され，精神機能（認知症・自発性の低下など）の低下予防にもつながる．

e．運動の継続

どんなに優れた予防リハビリテーションプログラムが立案されたとしても，三日坊主ではまったく無意味なものになってしまう．プログラムを実施する「動機づけ」が重要な役割を果たす．その方法として，①少し努力すれば達成できる目標を設定する，②成功体験を多く感じさせる，③自主的にプログラムを実施している意識をもたせる，④自己の身体機能を詳しく把握させる，⑤プログラム内容に関心と興味をもたせる，等が挙げられる．動機づけがうまくできれば，プログラムは長期間持続することができ，より高い水準での効果が得られる．

8.6.2 障害者スポーツ

a．障害者スポーツとは

障害者のスポーツとは，障害者のために特別に考案されたスポーツだけを指すものではなく，原則として健常者が行っているスポーツを，① 障害があるためにできないことがある，② 障害があるためにスポーツによる事故の心配がある，③ 障害を増悪化させるおそれがある，④ 競技規則が複雑なため理解しにくい，等の理由でルールを一部変更して行っているものを指す[19]．パラリンピックの礎を築いたS.グットマンは，「失われたものを数えるな，残っているものを最大限に生かせ（It's ability and not disability that counts）」という名言を残している．この言葉が象徴するように，「何ができないか」ではなく，「何ができるか」ということに目を向け，ルールや器具の工夫・変更をしながら行われているものが障害者スポーツである[20]．

例えば，車椅子バスケットボールの場合，ルールは一般のバスケットボールに準じているが（コートの広さやリングの高さは同じ），車椅子の特性を考慮し，ボールを保持した状態で2プッシュまで車椅子をこぐことが認められている．また，視覚障害者を対象としたスポーツの一つに5人制サッカーがあり，この種目は，2004年，アテネパラリンピックから正式競技となった．1チーム5名がピッチ上でプレーでき，さらにコーラーと呼ばれるコーチが，相手ゴールの裏から指示を出すことが認められている．ゴールキーパーは，晴眼者または弱視者が行う．このように，視力に障害のある選手のスポーツでは，選手の目の役割を果たすガイドとともにプレーすることが認められているものが数多くある．

b．障害者スポーツの種類

障害者が行うことができるスポーツは，健常者に比べ限界があるものの，その内容は，開発・考案・修正・改良・削除・単純化によって多種多様となっている[20]．表8.4にはパラリンピック正式競技，表8.5と表8.6には，日本障害者スポーツ協会が示している現在広く行われているスポーツを列挙した．

一例として，「陸上競技」の場合，一般の陸上競技に準じて行われているが，障害を考慮して実施種目や競技規則，用具などが一部変更されている．車椅子使用者の陸上競技では，「レーサー」と呼ばれる軽量(約5〜8 kg)，かつ

表 8.4　パラリンピック正式競技

陸上競技	水泳	車椅子テニス	アーチェリー	柔道	卓球
脳性麻痺者7人制サッカー		パワーリフティング		車椅子フェンシング	
視覚障害者5人制サッカー		ウィルチェアーラグビー		射撃	馬術
自転車	ゴールボール	車椅子バスケットボール		アルペンスキー	
シッティングバレーボール		ノルディックスキー		車椅子カーリング	
セーリング	ボッチャ	アイススレッジホッケー			

表 8.5　国内外で広く行われているスポーツ

カヌー	車椅子ダンス	バドミントン	ローンボウルス	ゴルフ
スキューバダイビング		IDバスケットボール	IDサッカー	

ID (intellectual disability)：知的障害者を対象としている

表 8.6　主に国内で行われているスポーツ

フライングディスク	視覚ハンディキャップテニス	電動車椅子サッカー
サウンドテーブルテニス	ティーボール	シンクロナイズドスイミング
車椅子ツインバスケットボール	身体障害者野球	グランドソフトボール

空気抵抗の低減を配慮したフレーム形状の専用車椅子を使用することが多い．また，下肢切断の選手では，スポーツ用に開発された義足を装着して競技を行う選手も多い．視覚障害者の場合は，ガイドランナー（伴走者）との走行，フィールド競技においては，コーラー（手たたきや呼び声などの音源を選手のために出す人）による方向指示を得ての跳躍や投てきが認められている等，障害の種類や程度に応じた工夫がなされている．こん棒投げといった特別に考案された種目も行われている[19]．

c．障害者スポーツの意義

1948（昭和23）年，ロンドンオリンピック開会式の日，ストークマンデビル病院内で脊椎損傷者のアーチェリー大会が開催された．これが現在のパラリンピックの原点である．その後，この大会は，リハビリテーションの成果を競う大会として，毎年開催され，1952（昭和27）年には，国際競技大会へと発展している．1960（昭和35）年にローマで開かれた大会は，初めてオリンピック終了後に同地で開催されており，第1回パラリンピックと位置づけられている．「パラリンピック」という言葉は，「対麻痺者」を意味する「パラプレジア（paraplegia）」のparaと「オリンピック（Olympic）」のlympicを組み合

わせた語であった．このことからも，障害者スポーツは，その初期段階において，脊椎損傷者を中心とする一部の障害者を対象として行われていたことがわかる．現在のパラリンピックは，さまざまな障害をもつ人が参加する大会へと発展していることから，「パラリンピック」という言葉は，「もう一つの・同じもの」という意味をもつ「パラレル（parallel）」の para と「オリンピック」の lympic を組み合わせた「もう一つのオリンピック」として発展している．

このような世界的動きの中で，わが国で積極的に障害者スポーツが行われるようになったのは，1964（昭和 34）年に東京で開催された東京パラリンピック以降であった．当時の日本選手は，身体障害者施設の入所者であり，病院の患者であった．その後，病院，施設の中で，① 医学的リハビリテーション（機能回復訓練）の一環として，② 健康増進や社会参加意欲を助長するものとして，スポーツが取り入れられてきた．1965（昭和 40）年からは，国民体育大会（秋季大会）が開催された地で，身体障害者の全国スポーツ大会が開催されるようになり，次第に訓練の延長としてではなく，スポーツをスポーツとして楽しむという意識が生まれてくるようになった[19,22,23]．

1978（昭和 53）年に，国連教育科学機関（ユネスコ）から，「体育・スポーツに関する国際憲章」[23] が出されている．その 1 条において「体育・スポーツの実践は，全ての人にとっての基本的権利である」と述べられている．さらに，「学齢前児童を含む若者，高齢者，身体障害者に対して，その要求に合致した体育・スポーツのプログラムにより，その人格を全面的に発達させるための特別の機会が利用可能とされなければいけない．」とも述べられている．このように，障害者にとってもスポーツをすることは，人間としての基本的権利であるとみなされ，スポーツは明るく豊かな人生を送る上ですべての人にとって，不可欠な文化であると捉えられるようになった．

1981（昭和 56）年の国連の「国際障害者年」，および，これに続く「障害者の十年」を契機として，「完全参加と平等」のもと，スポーツを含む社会参加への気運がさらに高まってきた．また近年，国際的にも，より競技性の高い障害者スポーツの大会が開催され，わが国からも選手として参加する障害者が増加してきている．このような多面的な変化を受けて，障害者のスポーツに対する意識も，リハビリテーションの延長という考え方から，日常生活の中で楽し

むスポーツ,競技するスポーツへと広がってきた[24].

d．これからの障害者スポーツ

障害者スポーツは,障害があっても活用できる能力を生かしてプレーできるように考案されたスポーツ,ちょっと工夫して,その場その場に適した形にしたスポーツということからadapt（適応させる）という語を用いて「アダプテッド・スポーツ（adapted sports）」と称されている．かつては,「障害がある人のためのスポーツ」であった障害者スポーツは,「何らかの障害のある人も行うことができるスポーツ」へとその概念を変えつつある[20,25,26].

このように,アダプテッド・スポーツと捉えるようになったことで,最近では健常者もこれらのスポーツを一競技として楽しむようになってきている．車椅子バスケットに関しては,「障害者のためのバスケットボール」から「車椅子を使ったバスケットボール」に捉え方が変化し,使われる車椅子も「障害者の道具」から「スポーツ器具の一つ」と捉えられるようになってきている．2002（平成14）年には,車椅子バスケットボールに興味をもつ若者が集まり,「車椅子バスケットを通して健常者と障害者の相互理解の促進を行う」ことを活動目的とした日本車椅子バスケットボール大学連盟が発足している[27].ルールや器具の工夫次第で,また,見方を少し変えることで,障害の有無に関係なく,ともにスポーツを楽しむことができる．最近では,車椅子テニスのニューミックス（車椅子利用者と健常者が組んで行うダブルスのテニス）や車椅子ダンスといった,障害を持つ者と持たない者がペアーになって行う競技も出てきている．健常者同士,あるいは障害者同士だけでスポーツを楽しむ時代から,ともにスポーツを楽しむ時代になってきている．このことにより,今後,スポーツのもつ魅力・楽しさはさらに広がるといえよう．

【文　献】

1）厚生統計協会：国民衛生の動向,2005.
2）8020推進財団ホームページ　http//www.8020zaidan.or.jp
3）Sperber, G. H.,江藤一洋・後藤仁敏訳：頭蓋顔面の発生,医歯薬出版,1992.
4）木下盈四郎：先天異常の医学,中央公論社,1989.
5）厚生労働省医政局歯科保健課編：平成11年歯科疾患実態調査報告,口腔保健協会,1999.

6) 中沢　勇：全部床義歯学, 永末書店, 1976.
7) 前橋　明：子どもの心とからだの異変とその対策, 明研図書, 2001.
8) 前橋　明：いま, 子どもの心とからだが危ない, 大学教育出版, 2004.
9) 佐藤泰正：障害児保育, 学芸図書, 2002.
10) 高松鶴吉：入門障害児保育の原理, 学習研究社, 1981.
11) 巷野悟郎：保育の中の保健, 萌文書院, 1998.
12) 辻井　正：障害児保育の考え方と実践法, エンデル研究所, 1999.
13) 白石正久：はじめての障害児保育, かもがわ出版, 1995.
14) 田代和美：新・保育講座15 障害児保育, ミネルヴァ書房, 2003.
15) 徳田克己：ハンディのある子どもの保育ハンドブック, 福村出版, 1997.
16) 北野与一：体力・健康概論, 杏林書院, 1990.
17) 山根希代子：幼児教育・保育講座15 障害児保育, 福村出版, 1993.
18) Martin *et al.* : Maximal power across the lifespan, *J. Gerontol. Med. Sci.* **55A**, 311-316, 2000.
19) 日本障害者スポーツ協会ホームページ　http://www.jsad.or.jp
20) 高橋　明：障害者とスポーツ, 岩波書店, 2004.
21) 北野与一：体力・健康概論, 杏林書院, 1990.
22) 厚生労働省ホームページ　http://www.mhlw.go.jp
23) 総理府：平成9年版障害者白書　生活の質的向上をめざして, 1997.
24) SSF笹川スポーツ財団：スポーツ白書　2001年のスポーツ・フォア・オールに向けて, 1996.
25) 石田直章：障害者のスポーツの現状と発展への課題, 名古屋芸術大学研究紀要 **24**, 1-23, 2003.
26) 藤田紀昭：障害者と地域スポーツ－地域スポーツ振興と統合をめぐって－, 体育の科学 **50**(3), 213-217, 2000.
27) 日本車椅子バスケットボール大学連盟ホームページ　http://www.gbp-jp

索引

欧文

ADL　132
ADP　82
ATP　82
BMI　23,89,158
HR法　93
PDSサイクル　147
PEM　132
QOL　126
SRRS　105
TCAサイクル　84
THP　154
WHO　1

あ行

悪性新生物　10,155
アクティブ80ヘルスプラン　12,142,152
アサーションスキル　108
アセトアルデヒド　27
アダプテッド・スポーツ　199
アデノシン三リン酸　82
アデノシン二リン酸　82
アミノ酸サプリメント　86
アルギニン　86
アルコール飲料　26
アルコール性肝障害　28
アルコール脱水素酵素　27
アルマ・アタ宣言　3,192
安全教育　119

生きがい　10,38
育児支援　187
育児支援者　182
育児指導　183
維持期　164

一次予防　12,20,146
飲酒　26
インスリン　87

ウェルネス　2
う蝕　177
う蝕予防　177
運動　65
運動感覚の統合　39
運動習慣者　12
運動処方　53,61
運動・スポーツ　34

永久歯　175,178
栄養　18
栄養教諭制度　120
栄養素　19,114
エネルギー消費量　23
エネルギー代謝　82,92
エネルギー必要量　90
嚥下障害　133
エンゼルプラン　143
エンパワーメント　148

オタワ憲章　192

か行

介護保険制度　153,169
介護予防　192
外食　130
外的環境　170
顎顔面　175
覚醒　102
学校基本調査　49
学校体育　48
学校保健　150,153
学校保健委員会　153
活動的平均余命　5

家庭婦人　51
カーボローディング　87
過用症候群　193,194
カルシウム　88
がん　155
感覚温度　173
環境因子　166
間接法　92
感染症法　159
がんを防ぐための12カ条　155

偽陰性　150
基礎代謝量　63,82,89
基礎的運動能力　45
喫煙　13,29
機能カルシウム　88
急性アルコール中毒　28,124
吸啜反射　41
休息　163
休養　74
休養指針　23
休養状況調査表　25
休養による健康づくり対策　26
協応性　17
教科指導　120
競技スポーツ　57
偽陽性　150
虚血性心疾患　156
起立性タンパク尿　67
筋持久力　17,86
筋力　17

グリコーゲン　83
グリコーゲンローディング　87
グルコース　83
車椅子バスケットボール　196
クレアチン　83
クレペリン検査　72

結核　10
欠食　128
血中アルコール濃度　27
ゲートボール　55
健康観　8
健康管理　146, 153, 189, 191
健康教育　148
健康行動　137
健康習慣　124
健康寿命　5, 53
健康診査　150
健康診断　150
健康相談　148
健康づくり　10
健康定義　8
健康日本21　12, 78, 79, 142, 147, 152
検索反射　41
原始反射　41

誤飲　44
広域スポーツセンター　38
口蓋裂　176
合計特殊出生率　118
咬合性外傷　180
口唇裂　176
功緻性　17, 45
行動感覚　140
行動体力　2, 16
更年期　128
抗利尿ホルモン　66
高齢化社会　53
高齢社会　53
ゴールデンエイジ　47
ゴールドプラン21　134, 144
国際生活機能分類　3, 166
国民健康栄養調査　76
個人因子　166
子育て支援法　180
骨代謝　88
5人制サッカー　196
コミュニケーションスキル　108
誤用症候群　193

さ行

催奇形作用　28
採光　172
作業活動　162
作業環境管理　153
作業管理　153
作業能率検査　72
作業療法　162
サプリメント　94, 97
サーベイランス　150
産業保健　150, 153
三次予防　146

死因　119
シェイプアップ　63
自覚症状調査　68
自己観察日記法　141
事後指導　150
自己賞罰法　141
仕事　163
歯周炎　180
次世代育成支援対策推進法　144
室内気候　172
疾病曲線　51
疾病構造　12
児童期　15
死亡率　119
社会体育　48
社会的環境　170
社会的再適応評価尺度　105
住環境　170
柔軟性　17
主観的健康　2
受動喫煙　30
主要死因別死亡率　10
主流煙　30
受療率　5
循環器疾患　156
瞬発力　17
障害　4
障害児　188, 191
障害者　192
障害者スポーツ　196

生涯自由時間　9
生涯スポーツ　37, 48
上限量　23
少産少死　119
少子化対策プラスワン　145
少子・高齢化　118
照明　172
消耗説　64
食事　190
食事摂取基準　20, 21, 79
食事誘導性体熱産生　83
食生活指針　79, 80
人為的環境　170
心疾患　11
心身二元論的健康観　8
新体力テスト　123
心理的離乳　48

随意運動　40
推奨量　22
推定平均必要量　21
睡眠　74, 102
睡眠障害　103
スクリーニング　150
健やか親子21　143
ストレス　105
ストレス対処行動　106
ストレスマネジメント　107, 160
ストレッサー　105
スポーツ　34, 57, 65
スポーツ学習　48
スポーツ実施率　34
スポーツ振興基本計画　37
スポーツライフ　47
スポーツライフスタイル　47
スモールステップ法　141

生活活動強度　93
生活環境　166
生活関連活動　163
生活時間調査　122
生活時間調査法　93
生活習慣病　12, 18, 122, 126, 128
生活の質　3, 126

生活リズム　111,113,189
成人期　15
精神障害　159
成長期　164
成長ホルモン　86
青年期　15
生物学的老化　53
生命の質　3
生命表　9
生命力　116
生理機能検査　72
石灰化　173
積極的な休養　24
摂食障害　128
セルフケア　146
全身持久力　17,86
全人的な健康　9

総合型地域スポーツクラブ　38
咀嚼　175

た 行

体育　56
体育・スポーツに関する国際憲章　198
第一次国民健康づくり対策　12,142,192
ダイエット　63
第三次国民健康づくり対策　12,142
体脂肪率　89
体脂肪量測定　158
第二次国民健康づくり対策　12,142
第二の現役期　9,52
タイムマネジメント法　108
体力　2,16,121
体力の低下曲線　50
タバコ　29
多量飲酒　13
単純性肥満　157
タンパク尿　67

地域保健　150
蓄積説　65

中枢神経系　39
超回復　62
調節機能失調説　65
調理済み食品　128,130
直接法　92
貯蔵カルシウム　88

ディストレス　105
ディマンズ　166
電子伝達系　84

統合失調症　160
糖尿病実態調査　156
特異度　150
トレーニングの五大原則　60

な 行

内臓脂肪型肥満　157
内的環境　170
内部環境変化説　65

ニコチン　29
二次の合併症　194
二重標識水法　92
二次予防　12,20,146
ニーズ　166
日常生活活動　163
日本医師会・健康運動のガイドライン　53
日本人の栄養所要量　79,93
日本人の食事摂取基準　78
乳酸性機構　83
乳歯　173,176
乳児期　15
乳児死亡率　5
ニュースポーツ　50
尿　66
認知症　160

年少人口　118
年代別運動習慣者　50

脳血管疾患　10,156
ノーマライゼーション7ヵ年戦略　167

ノルアドレナリン　87

は 行

廃用症候群　193
ハイリスクアプローチ　147
8020運動　173
発育・発達課題　48
発育発達曲線　51
ハートビル法　167
早起き　113
早寝　113
パラリンピック　197
バリアフリーデザイン　167
パワーリハビリテーション　194
反射　40,41
反対咬合　178
汎理論的モデル　148
皮下脂肪型肥満　157
皮下脂肪厚　158
ビタミンB群　87
ビタミンD　88
非乳酸性機構　83
肥満　76,128
肥満の判定　157
病者役割理論　138
疲労　59,64
疲労感　68
疲労スコア　69
敏感度　150
敏捷性　17,45

ファミリースポーツ　51
フィジカル・フィットネス　16
フィットネス　2
不快指数　172
副交感神経　117
副流煙　30
不健康行動　137
負傷発生　119
プライマリ・ヘルスケア　4
プラーク　179,180
フリッカー検査　72
プレゴールデンエイジ　46

プロテインサプリメント　86
分煙　31
分岐鎖アミノ酸　86

平均寿命　5,9
平衡性　17,45
ヘルスプロモーション　4,121,
　141

保育者　181,187
防衛体力　2,16
防煙　31
保健学習　120
保健感覚モデル　140
保健管理　119,153
保健規範モデル　140
保健教育　119,153
保健行動　137
保健行動のシーソーモデル
　138
保健指導　120
保健信念モデル　139,148
保健体育審議会　47
保護者　181
母子保健施策　143
歩数計法　93
ポピュレーションアプローチ
　147
ホメオスタシス　170
ホルモン　117

ま　行

マクロファージ貪食機能　18
マシントレーニング　194

民間療法　137

無酸素性機構　83
無歯顎　176

メタボリック・シンドローム
　158
メディカルチェック基準　53
目安量　22
メラトニン　111
燃え尽き現象　125
目標量　22

モニタリング　150

や　行

やせ　76
やせ願望　127

有効温度　173
有酸素性機構　83
有病率　5
ユーストレス　105

ユニバーサルデザイン　167

幼児　15
余暇活動　163
予防的リハビリテーション
　192

ら　行

ライフサイクル　9,40
ライフサイクル論　47
ライフスタイル　142
ライフステージ　10,176

罹患率　5
リスニングスキル　108
リン酸　82
リン酸カルシウム　88

るいそう　77

レクスコア　60
レクリエーション　59
連続色名呼称検査　72

老人保健施策　143
老年期　15
ローレル指数　158

監修者略歴

緒方正名(おがたまさな)

1926年　岡山県に生まれる
1949年　岡山医科大学医学部卒業
現　在　岡山大学名誉教授・医学博士

編著者略歴

前橋　明(まえはしあきら)

1955年　岡山県に生まれる
1978年　米国ミズーリ大学大学院修了
現　在　早稲田大学教授・博士（医学）

大森豊緑(おおもりとよのり)

1959年　岡山県に生まれる
1996年　米国ハーバード大学大学院修了
現　在　和歌山県福祉保健部健康局長
　　　　医学博士

最新健康科学概論

定価はカバーに表示

2005年12月5日　初版第1刷
2015年2月15日　　　第9刷

監修者	緒　方　正　名
編著者	前　橋　　　明
	大　森　豊　緑
発行者	朝　倉　邦　造
発行所	株式会社　朝　倉　書　店

東京都新宿区新小川町6-29
郵便番号162-8707
電話　03(3260)0141
FAX　03(3260)0180
http://www.asakura.co.jp

〈検印省略〉

Ⓒ 2005〈無断複写・転載を禁ず〉

新日本印刷・渡辺製本

ISBN 978-4-254-64033-5　C 3077

Printed in Japan

JCOPY ＜(社)出版者著作権管理機構 委託出版物＞

本書の無断複写は著作権法上での例外を除き禁じられています．複写される場合は，そのつど事前に，(社)出版者著作権管理機構（電話 03-3513-6969, FAX 03-3513-6979, e-mail: info@jcopy.or.jp）の許諾を得てください．

早大 前橋　明編著
健康福祉学概論
—健やかでいきいきとした暮らしづくり—
64035-9 C3077　　　A5判 208頁 本体3000円

今後いっそう需要の高まる健康福祉学について、平易かつ充実した内容で解説した大学・短大生向けテキスト。〔内容〕健康福祉の現状と課題／ライフステージと健康福祉／親と子の健康福祉／地域における健康福祉／障害児・者の健康福祉／他

伊東市民病院 荒堀憲二・福岡県立大 松浦賢長編
性教育学
64039-7 C3077　　　B5判 184頁 本体3300円

小中高校生への教育としてきわめて重要でありながら、教育者が体系的に学ぶことの少ない「性教育」についての初の教科書。〔内容〕性教育の歴史／性差・性別／性と人間関係／STD・STI／性犯罪／性に関する国際的動向／性に関する尺度／他

京大 伏木　亨編
運動と栄養と食品
69041-5 C3075　　　A5判 176頁 本体3000円

好評の『スポーツと栄養と食品』の姉妹書。〔内容〕運動とアミノ酸・タンパク質／運動と筋肉への糖吸収機構／疲労感発生メカニズム／筋肉増強のメカニズム／エネルギー代謝と食品／運動とミネラル／運動時のエネルギー代謝／運動と食品

前京大 久保田競著
ランニングと脳（新装版）
—走る大脳生理学者—
69043-9 C3075　　　A5判 168頁 本体1900円

ランニングが肉体だけでなく神経系によい影響を与える楽しいものであることを著者の体験を通して語る。〔内容〕顔／ランニングと心臓血管系／やせる／筋運動の種類とフィジカルフィットネス／渇き／陶酔状態／ランニングと性格／弊害／他

杉崎紀子著
身体のからくり事典

64029-8 C3577　　　A5判 372頁 本体6000円
〔縮刷版〕64038-0 C3577　　　四六判 372頁 本体4500円

人間のからだの仕組みは複雑でありながらみごとに統御され"からくり"に支配されてヒトは生きている。その複雑で巧妙なメカニズムを、一つの目でとらえ、著者自身の作成したオリジナルの総合図をもとにスプレッド方式（見開き2ページを片面図、片面本文解説）で173項目を明快に解説。医学・医療関係者、健康・運動科学等ヒトの身体を学ぶ方々に必携の書。〔内容〕身体機能の知識（58項目）／病気の基礎知識（66項目）／健康生活の基礎知識（32項目）／健康政策の基礎知識（17項目）

子ども総研 平山宗宏・大正大 中村　敬・子ども総研 川井　尚編
育児の事典
65006-8 C3577　　　A5判 528頁 本体15000円

医学的な側面からだけではなく、心理的・社会的側面、また文化的側面など多様な観点から「育児」をとらえ解説した事典。小児科医師、看護師、保健福祉の従事者、児童学科の学生など、さまざまなかたちで育児に携わる人々を広く対象とする。家庭医学書とは異なり、より専門的な知識・情報を提供することが目的である。〔内容〕少子化社会の中の育児／子どもの成長と発達／父子関係／子どもの病気／育児支援／子どものしつけ／外国の育児／子どもと社会病理／虐待とその対策／他

トレーニング科学研究会編
トレーニング科学ハンドブック
（新装版）
69042-2 C3075　　　B5判 560頁 本体22000円

競技力向上と健康増進の二つの視点から、トレーニング科学にかかわる基本的な事項と最新の情報のすべてがわかりやすいかたちで一冊の中に盛込まれている。〔内容〕素質とトレーニングの可能性／トレーニングの原則と実際／トレーニングマネージメント／トレーニングの種類と方法／トレーニングの評価法／トレーニングとスポーツ医学／トレーニングによる生体適応／トレーニングに及ぼす生物学的因子／トレーニングへの科学的アプローチ／トレーニングと疾患／用語解説／他

上記価格（税別）は2015年1月現在